Miriam Schaufler
Walter A. Drössler

# LEKTINE

## DAS HEIMLICHE GIFT

**Bibliografische Information der Deutschen Nationalbibliothek**
Die Deutsche Nationalbibliothek verzeichnet diese Publikation in der Deutschen Nationalbibliografie. Detaillierte bibliografische Daten sind im Internet über http://dnb.d-nb.de abrufbar.

Ausschließlich zum Zweck der besseren Lesbarkeit wurde auf eine genderspezifische Schreibweise sowie eine Mehrfachbezeichnung verzichtet. Alle personenbezogenen Bezeichnungen sind somit geschlechtsneutral zu verstehen.

**Für Fragen und Anregungen:**
info@m-vg.de

Originalausgabe
2. Auflage 2024


Türkenstraße 89
80799 München
Tel.: 089 651285-0



Redaktion: Silke Panten
Umschlaggestaltung: Manuela Amode, München
Umschlagabbildung: Shutterstock/HiToon, melnikof, Bozen Fulawka, Monika, Angela Luchianiuc
Layout: Daniel Förster, Belgern
Satz: Satzwerk Huber, Germering, Lisa Killer

Druck: GGP Media GmbH, Pößneck
Printed in Germany

ISBN Print 978-3-7423-0482-7
ISBN E-Book (PDF) 978-3-7453-0007-9
ISBN E-Book (EPUB, Mobi) 978-3-7453-0006-2

Wir produzieren nachhaltig
www.m-vg.de

*Weitere Informationen zum Verlag finden Sie unter:*

www.rivaverlag.de

Beachten Sie auch unsere weiteren Verlage unter www.m-vg.de.

Miriam Schaufler
Walter A. Drössler

# LEKTINE
## DAS HEIMLICHE GIFT

Wie Obst, Gemüse, Hülsenfrüchte und Getreide uns dick und krank machen – und wie wir uns davor schützen können

riva

# INHALT

Lektine – brandheiß diskutiert … 6

**PFLANZEN MÖGEN UNS NICHT** … 11

So schützen sich Pflanzen vor ihren Feinden … 12
Farben, Härchen, Bitterstoffe und andere Abwehrmechanismen … 12
Auch Pflanzen kommunizieren … 13
Die Bedeutung von sekundären Pflanzenstoffen … 14
Schlecht für die Tiere, gut für uns? … 15
Überblick über Antinährstoffe … 16
Lektine und ihre Wirkung … 19
Wie Lektine auf Organismen wirken … 21
Übelkeit, Fieber und andere Vergiftungserscheinungen … 22
Welche Krankheiten Lektine verursachen … 24
Die Darmbarriere und das Leaky-Gut-Syndrom … 28
Autoimmunerkrankungen und ihre Verbindung zu Lektin … 31
Lektinfrei leben – ja oder nein? … 35
Positive Erfahrungsberichte lassen hoffen … 36

**LEKTINE IN UNSEREN LEBENSMITTELN** … 39

Lektinfreie und lektinhaltige Lebensmittel … 40
Gemüse und Hülsenfrüchte … 44
Soja und Sojaprodukte … 46
*Selbst gemachte Pastinakenchips* … 47
Salate … 49
Algen … 50
Obst … 50
Getreide und Getreideprodukte … 52
Nüsse und Samen … 57
Fleisch, Fisch und Meeresfrüchte … 58
Milch und Milchprodukte … 60

*Selbst gemachter Kokosjoghurt* 62
Kräuter und Gewürze 63
Fette und Öle 64
Extras, Süßigkeiten, Zucker und Süßstoffe 66
So werden Lektine unschädlich 68
Möglichkeit 1: Einweichen 69
Möglichkeit 2: Kochen im Dampfdruckkochtopf 69
Möglichkeit 3: Ausreichend langes Kochen 70
Möglichkeit 4: Keimen lassen 70
Möglichkeit 5: Schälen 71
Möglichkeit 6: Fermentieren 71
*So fermentieren Sie Gemüse selbst* 72

**DER 4-WOCHEN-PLAN** 75
Die Vorbereitung auf den lektinfreien Ernährungsplan 76
Das Ernährungsprotokoll 79
Nahrungsmittel und Getränke 79
Tipps zu den Mengenangaben 80
Symptome, Beschwerden und Gefühle 81
Ihr persönliches Ernährungsprotokoll 82
Der 4-Wochen-Plan und seine Umsetzung 86
Woche 1 87
Woche 2 88
Woche 3 89
Woche 4 90

**DIE REZEPTE** 93
Frühstück 94
Mittagessen 102
Abendessen 138

**Anhang**
Über die Autoren 172
Sachregister 173
Rezeptregister 175

# LEKTINE – BRANDHEISS DISKUTIERT …

Aktuell werden Lektine sehr kontrovers diskutiert, auch wenn sie in der Forschung nicht neu sind. Es verstärken sich die Vermutungen, dass Lektine an den immer weiter zunehmenden Autoimmunerkrankungen und einer immensen Zahl an entzündlichen Erkrankungen beteiligt sein sollen. Da die Ursachen für Autoimmunerkrankungen bisher weitgehend unbekannt sind, ist die Wissenschaft sehr daran interessiert, hier endlich Lösungen zu finden. Bisher wird hauptsächlich mit medikamentösen Therapien behandelt, die die Symptome zwar verbessern, aber die Krankheit nicht heilen können. Leider kommt es bei diesen Therapien sehr häufig zu Nebenwirkungen, was die Lebensqualität der Patienten nochmals senkt.

Doch was sind Lektine überhaupt? Kurz gesagt sind Lektine sehr bindungsfreudige Eiweißmoleküle in Pflanzen, die für die Pflanze einen Schutz vor Fressfeinden darstellen. Nehmen wir nun diese lektinhaltigen Pflanzen zu uns, gelangen die Eiweißmoleküle durch unseren Darm in unsere Blutbahn und binden sich an beliebige Körperzellen. Da der Körper diese damit nicht mehr als körpereigen erkennt, löst er eine Autoimmunreaktion aus, was zu entzündlichen Prozessen führen kann.

So weit ganz knapp die Theorie. Man könnte nun meinen, mit den Lektinen endlich den Übeltäter für autoimmunes Geschehen gefunden zu haben. Bewiesen ist diese Theorie allerdings bisher nicht und die Studienlage ist leider extrem dünn. Viele Mediziner tun diese Annahmen als Humbug ab und weisen sie der Alternativmedizin zu. Doch denken wir einmal an die Diskussion über Gluten, die seit einigen Jahren aktuell ist: Während das sogenannte Klebereiweiß seit Jahrzehnten nur von Zöliakiepatienten gemieden werden sollte, wurde vor ein paar Jahren festgestellt, dass es sehr viele Patienten gibt, die ähnliche Symptome wie bei Zöliakie entwickeln, ohne dass eine Darmschädigung nachgewiesen werden kann. So entstand ein neues und zwischenzeitlich anerkanntes Krankheitsbild mit dem beinah unaussprechlichen Namen »Nicht-Zöliakie-nicht-Weizenallergie-Weizensensitivität«. Gluten ist im Übrigen auch ein Lektin.

Die Kernfrage lautet also: Sind Lektine tatsächlich der Schlüssel für Entzündungsreaktionen im Körper? Bei vielen unserer Zivilisationskrankheiten wie Herz-Kreislauf-Erkrankungen, Bluthochdruck oder Übergewicht und auch bei diversen Unverträglichkeiten kann der Verzicht auf bestimmte Lebensmittel helfen, Symptome zu lindern und Krankheiten zu heilen. Kann folglich auch eine lektinfreie Ernährung das autoimmune Geschehen im Körper positiv beeinflussen? Unsere Kernfrage werden wir auch im vorliegenden Ratgeber nicht eindeutig beantworten können. Doch es gibt viele Mediziner und Wissenschaftler, die sich damit auseinandersetzen und verschiedene Ansätze verfolgen. Einer von ihnen ist Dr. Steven Gundry aus den USA. In jahrelanger Arbeit mit seinen Patienten hat er eine Ernährungsform entwickelt, die genau dort ansetzt: lektinfrei leben, um gesund zu werden. Dr. Gundry empfiehlt allerdings, viele als gesund geltende pflanzliche, aber lektinhaltige Lebensmittel wie Hülsenfrüchte und Nachtschattengewächse, beispielsweise Tomate, Aubergine oder Gurke, aus der täglichen Ernährung zu streichen. Sein Ernährungsplan erinnert ein wenig an eine Low-Carb-High-Fat-Ernährung, mit wenigen bis gar keinen Kohlenhydraten aus Getreide, dafür aber mit vielen wertvollen pflanzlichen Fetten aus Nüssen und verschiedenen Ölen, vielen lektinfreien Gemüsesorten, aber auch Fisch und Fleisch. Auch eine vegetarische und eine vegane Lösung bietet er an. Doch gerade weil er viele klassische Empfehlungen über Bord wirft und es zudem kaum Studien gibt, die die Ergebnisse wissenschaftlich untermauern, wird sein 2017 erschienenes Buch *The Plant Paradox* natürlich heiß diskutiert. Interessanterweise sind jedoch viele seiner Patienten – und hier ist von mehreren Tausend Patienten die Rede – sehr erfolgreich mit seiner Methode, da sie eine Ernährungsweise gefunden haben, die sie von ihren Beschwerden befreit hat.

Es lohnt sich also, sich einmal genauer mit den Lektinen zu befassen und sich ihre Funktionen und Wirkungsweisen anzusehen. Sie werden auf den folgenden Seiten viele gebündelte Informationen über Lektine, deren Herkunft und Funktion, aber auch deren Wirkungsweise auf den menschlichen Körper erhalten. In Kapitel 1 tauchen wir ein wenig in die Biologie ein und befassen uns mit den durchaus interessanten Methoden unserer Pflanzenwelt, sich vor Fressfeinden zu schützen. In diesem Zusammenhang lernen Sie sekundäre Pflanzenstoffe und die Funktion der Antinährstoffe unserer Pflanzen kennen. Außerdem sehen wir uns die Lektine im Detail an, deren Vorkommen, ihre botanische Unterscheidung und ihre Eigenschaften. Mit diesen biologischen Grundlagen im Gepäck spannen wir den Bogen zur Wirkung von Lektinen auf den menschlichen Körper. Dabei betrachten wir einmal, worauf die Vermutungen basieren, dass Lektine einen solch gravierenden Anteil an diversen Krankheitsbildern haben. Abgerundet wird das Kapitel mit der Frage, wie sinnvoll es tatsächlich ist, sich lektinfrei zu ernähren.

In Kapitel 2 widmen wir uns dann unseren Lebensmittelgruppen und nehmen die Hauptquellen für Lektine unter die Lupe, also Getreide, Hülsenfrüchte, Gemüse und Obst. Doch wir untersuchen auch Nüsse und Samen, Fleisch, Fisch und Meeresfrüchte sowie Kräuter, Gewürze, Fette und Öle, Zucker und Süßstoffe, denn im Rahmen einer gesunden ausgewogenen und lektinfreien Kost haben alle Lebensmittelgruppen ihre besondere Bedeutung. Sie bekommen in diesem ausführlichen Kapitel viele Tipps an die Hand, wie sich eine lektinfreie Ernährung im Rahmen einer ausgewogenen Ernährung umsetzen lässt. Dazu zählen auch einige einfache, aber sehr wirkungsvolle Methoden, wie der Lektingehalt in unseren Lebensmitteln nahezu vollständig reduziert werden kann.

Um herauszufinden, ob bei Ihnen womöglich eine Lektinunverträglichkeit vorliegt, bieten wir Ihnen in Kapitel 3 einen 4-Wochen-Plan an, mit dem Sie für mehrere Wochen lektinfrei leben können.

Eine Anleitung für ein Ernährungsprotokoll, mit dem Sie Ihre Selbstbeobachtung dokumentieren können, hilft Ihnen dabei, Ihre Ernährungsumstellung anzugehen und Ihre Fortschritte zu dokumentieren. Zahlreiche leckere und einfach zuzubereitende Rezepte runden den 4-Wochen-Plan ab.

Denn gerade weil die Studienlage noch sehr dünn ist, bleibt uns letztendlich nichts anderes übrig, als eine Nahrungsumstellung in Richtung lektinfrei auszuprobieren. Und sollte der Verzicht auf Lektine uns helfen, unsere Beschwerden in irgendeiner Form zu verbessern und unser Wohlbefinden zu stärken, so war es ein Schritt in die richtige Richtung. Denn am Ende des Tages ist – unabhängig von den Meinungen der Wissenschaftler – nur eines wichtig: Ihre Gesundheit!

Miriam Schaufler und Walter A. Drössler

# PFLANZEN MÖGEN UNS NICHT

Macht Sie diese Überschrift neugierig? Es ist nur schlüssig, dass Pflanzen uns nicht mögen, immerhin sind wir Menschen ihre größten Feinde. Interessanterweise haben unsere Pflanzen sehr ausgeklügelte Methoden, um ihr eigenes Überleben zu sichern und ihre Gene an eine möglichst große Zahl an Nachkommen weitergeben zu können. So nutzen Pflanzen verschiedene biologische Waffen, um sich vor Fressfeinden – seien es wir Menschen oder Insekten und andere Tiere – zu schützen.

# SO SCHÜTZEN SICH PFLANZEN VOR IHREN FEINDEN

Wenn Sie etwas nachdenken, fallen Ihnen sicherlich ein paar giftige Pflanzen ein, deren Verzehr zu starkem Erbrechen und Übelkeit führen oder zum Teil sogar tödlich enden kann. Denken Sie einmal an diverse Pilze, an das Maiglöckchen oder die Tollkirsche, an Aprikosensamen, Rhabarberblätter, rohe oder unreife Holunderbeeren, aber auch an die grünen Teile von Tomaten, Auberginen oder Kartoffeln.

## Farben, Härchen, Bitterstoffe und andere Abwehrmechanismen

Pflanzen sind wahre Überlebenskünstler. Sie schützen sich beispielsweise bereits durch ihr Aussehen mithilfe von abschreckenden Farben, unangenehmen Oberflächen wie Stacheln, etwa Stachelbeere oder Brombeere, klebrigem Harz, harten Schalen wie bei Kokosnüssen oder vielen dicht aneinanderliegenden Blättern wie bei der Artischocke. Auch mit den Brennhaaren der Brennnessel haben Sie sicherlich schon einmal Bekanntschaft gemacht. Bei der leichtesten Berührung brechen die Köpfchen der Haare ab und es entsteht eine Spitze, die sich in die Haut bohrt. Gleichzeitig fließt ein schmerzhafter Nesselsaft in die Wunde.

Neben diesen sogenannten mechanischen Methoden schützen sich viele Pflanzen zudem mit Chemie wie diversen Bitterstoffen, Giftstoffen oder der Ausschüttung verschiedener Hormone. Kürbisse und Gurken, die auch zur Familie der Kürbisgewächse zählen, enthielten beispielsweise in ihrer Urform früher einmal Bitterstoffe. In unseren heutigen Kultursorten sind diese allerdings herausgezüchtet worden, einerseits, um sie für uns schmackhafter zu machen, andererseits, weil sie bei zu hohem Verzehr bei empfindlichen Personen zu

Durchfall und Erbrechen führen können. Bei der Einführung der Kartoffel in Europa im 16. Jahrhundert wurden sehr viele Menschen schwer krank, weil sie statt der Knolle die giftigen Blätter und Stängel der Kartoffelpflanze gegessen hatten. Doch auch die Knolle kann giftig sein, nämlich dann, wenn sie noch grüne Stellen besitzt. Denn dieses Grün deutet auf den Gehalt von giftigem Solanin hin. Nach dem Verzehr kann es zu starken Reizerscheinungen führen, wie Kratzen und Brennen im Hals und im Rachenraum, Husten, Niesreiz, Speichel- und Tränenfluss, aber auch zu Übelkeit und Erbrechen. Gleiches gilt für die Tomate – diese hat zusätzlich noch feine Drüsenhaare auf der Oberseite ihrer Blätter. Nagt daran zum Beispiel eine Blattlaus, so sondert das Blatt ein hellgrünes, klebriges Sekret ab, in dem sich die Blattlaus verfängt und verhungern muss. Dieses Drüsensekret ist übrigens für den typischen Geruch der Pflanze verantwortlich. So werden manche Insekten und Schädlinge wie die Kohlweißlinge, Erdflöhe oder Mücken von dem Geruch der Tomaten vertrieben.

## Auch Pflanzen kommunizieren

Pflanzen können sogar miteinander kommunizieren, und zwar über die Freisetzung verschiedener Hormone. Wissenschaftler haben herausgefunden, dass diese Hormone abgesondert werden, wenn ein Pflanzenfresser beginnt, an den Pflanzen herumzukauen. Nehmen wir noch einmal die Kartoffelpflanze: Sie sendet Signale aus, wenn sie von ihrem Hauptfeind angefallen wird, den Larven des Kartoffelkäfers. Andere Pflanzen erkennen diese Signale und beginnen, wiederum andere Arten von Chemikalien zu produzieren, die verhindern sollen, dass das Tier sie fressen möchte. So kann es sein, dass die Pflanze bestimmte Stoffe entwickelt, die im Magen des Tieres Reizstoffe produzieren, sodass dieses keine Lust mehr hat, weiterzufressen. Manche Pflanzen sind sogar in der Lage, ihren Feind benommen zu machen, ihn zu paralysieren oder gar tödlich zu vergiften, wenn dieser die Pflanze fressen will.

Auch der Lektingehalt einer Pflanze gehört zu einer der vielen chemischen Abwehrmöglichkeiten in der Pflanzenwelt. Da Lektine in sehr vielen von uns als Lebensmittel genutzten Pflanzen vorkommen, werden sie gern als »Antinährstoffe« bezeichnet. In der Wissenschaft spricht man hierbei von »antinutritiven Substanzen«, die eine Untergruppe der sogenannten sekundären Pflanzenstoffe darstellen.

## DIE BEDEUTUNG VON SEKUNDÄREN PFLANZENSTOFFEN

Um den Stellenwert von Antinährstoffen oder antinutritiven Substanzen zu klären, müssen wir etwas weiter in der Biologie ausholen. Eine kurze Definition zu Beginn soll aber schon einmal Licht ins Dunkel bringen: Als Antinährstoffe werden Stoffe aus der Gruppe der sekundären Pflanzenstoffe bezeichnet, die eine maximale Verwertung der mit der Nahrung aufgenommenen Nährstoffe einschränken. Neben Antivitaminen gibt es noch Antienzyme und Enzyminhibitoren. Antivitamine sind Stoffe, die die Wirkung bestimmter Vitamine vermindern oder verhindern. Solche Stoffe befinden sich beispielsweise in Alkohol oder Kaffee, deren Genuss unmittelbar vor, während oder nach einer Mahlzeit die Vitamin-$B_1$-Aufnahme im Körper behindern kann. Gegenspieler zu Vitamin A ist beispielsweise Vitamin D, was einen Einfluss auf den Knochenstoffwechsel hat. Normalerweise ist Vitamin D für die Einlagerung von Kalzium in die Knochen und damit für die Knochendichte verantwortlich. Nehmen wir jedoch, zum Beispiel über hoch dosierte Vitamin-A-Tabletten, zu viel davon auf, kann dies negative Effekte auf die Knochendichte haben. Vitamin A blockiert die Aufgabe des Vitamin D und Kalzium kann nicht mehr eingelagert werden. Antienzyme sind Antikörper oder Proteine, die die Aktivität von Enzymen hemmen können. Enzyme treiben im Körper viele wichtige biochemische Reaktionen an. Sie beseitigen Abfallstoffe oder spalten große Moleküle auf. Sie werden für die Verdauung, für Wachstum und Atmung sowie die Weiterleitung von Reizen und viele andere Abläufe benötigt. Diese Prozesse können durch Antienzyme gehemmt werden, allerdings ist dies dosisabhängig, sodass ein gesunder Mensch bei normalen Ernährungsgewohnheiten keine gesundheitsschädigenden Wirkungen befürchten muss. Ein natürliches Antienzym finden wir beispielsweise in Sojabohnen, Kürbissen, Kartoffeln oder Weizen. Auch Enzyminhibitoren hemmen die Aktivität des Enzyms, indem sie sich daran binden. Sie werden meist in Medikamenten eingesetzt wie in Blutdrucksenkern, Entzündungshemmern oder HIV-Medikamenten.

Allerdings haben die meisten sekundären Pflanzenstoffe auch eine essenzielle Bedeutung für die Heilwirkung von Obst und Gemüse. Für die Pflanze wirken sie als Abwehrstoff gegen Krankheiten und Schädlinge, Pilze und Viren. Sie sind Farb- oder Duftstoffe oder dienen der Regulation des Wachstums der Pflanzen. Kurzum: Alles, was eine Pflanze ausmacht – ihre Farbe, ihr Geruch, ihr Geschmack –, wird von den sekundären Pflanzenstoffen erzeugt. Denken Sie an den speziellen Geruch von Knoblauch, das brennende Aroma von Zwiebeln, das uns die Tränen in die Augen treibt, oder die knallige rot-orange Farbe von Paprika oder Karotten. All dies wird von sekundären Pflanzenstoffen verursacht. Insgesamt gibt es in unserer Pflanzenwelt etwa 100 000 verschiedene sekundäre Pflanzenstoffe, von denen heute erst ein paar Tausende erforscht sind.

## Schlecht für die Tiere, gut für uns?

Hinlänglich bekannt ist, dass wir Menschen uns diese positiven Wirkungen der Pflanzen zunutze machen können, denn was der Pflanze hilft, das gilt auch beim Menschen als gesundheitsfördernd. So schützen sekundäre Pflanzenstoffe gegen Krebs, dienen der

Infektabwehr, wirken als Antioxidantien, sind verdauungsfördernd, antimikrobiell, entzündungshemmend, senken den Cholesterinspiegel oder beeinflussen das Immunsystem. Die Pflanzenfarbstoffe unter ihnen haben zwar eine nicht nutritive Funktion, das heißt keine gesundheitsfördernde Wirkung, doch auch sie wirken im weiteren Sinne »nutritiv«, denn sie regen über ihre Farbvielfalt zur Esslust und damit zur Nahrungsaufnahme an. Hierzu zählen beispielsweise gelb-rot gefärbte Karotinoide aus zahlreichen Obst- und Gemüsearten, die gelb bis blau gefärbten Anthozyane wie in Heidelbeeren oder grünes Chlorophyll in Blattgemüse.

## Überblick über Antinährstoffe

Kommen wir zurück zu den Antinährstoffen. Da sekundäre Pflanzenstoffe auch eine Funktion als Abwehrstoffe besitzen, befinden sich unter ihnen leider auch die bereits erwähnten unerwünschten antinutritiven Substanzen. Folgende Tabelle gibt Ihnen eine Übersicht über die gängigsten von ihnen:

| Bezeichnung | Eigenschaft | Beispiel |
|---|---|---|
| **Biogene Amine** | Sie sind typisch für den Geruch von verdorbenen Lebensmitteln, kommen aber auch in bestimmten Käsesorten, roher Wurst, Fisch, Wein und in Gemüse vor. Der bekannteste Vertreter ist Histamin. Bei empfindlichen Menschen kann übermäßiger Verzehr zu Übelkeit, Blähungen, Durchfall oder Kopfschmerzen führen. | Fisch- und Fischprodukte, stark gereifter Rohmilchkäse, Rohwurst wie Salami, Mettwurst, Teewurst, Räucherschinken, Sauerkraut, Essiggemüse, Steinpilze, Rotwein |

| Bezeichnung | Eigenschaft | Beispiel |
|---|---|---|
| **Zyanogene Glykoside** | Dies ist ein Pflanzengift aus der Gruppe der Glykoside, welches nach Freisetzung von Blausäure toxisch wirkt. Nach dem Verzehr kann es zu Vergiftungserscheinungen wie Kopfschmerzen, Schwindel oder Krämpfen bis hin zum Koma kommen, die zum Tod führen können. | Kerne von Pflaume, Kirsche, Aprikose |
| **Glukosinolate, Senfölglykoside** | Ihnen werden einerseits antibakterielle und krebshemmende Eigenschaften zugeschrieben, sie können bei übermäßig hoher Zufuhr und sonst einseitiger Ernährung aber auch zur Kropfbildung in der Schilddrüse führen (Goitrogene). | Kohl, Blumenkohl, Wirsing, Schnittlauch |
| **Lektine** | Lektine sind bindungsfreudig und haben so leichtes Spiel, sich in unserem Körper festzusetzen. Sie stehen im Verdacht, mit Autoimmunerkrankungen zusammenzuhängen. | Samen, Wurzeln, Schale vieler Getreide- und Gemüsesorten wie Weizen, alle Bohnen, Linsen, Kartoffeln, Kürbis, Tomate, Aubergine, Paprika |
| **Oxalsäure** | Sie fördert in hoch konzentrierten Mengen die Bildung von Nierensteinen und kann die Aufnahme und Verwertung von Eisen, Kalzium und Magnesium erschweren. | Rhabarber, Maniok, Schnittlauch, Amarant, grüner und schwarzer Tee, Spinat, Kakao, Weizenkleie, Nüsse |
| **Phytinsäure** | Sie dient der Pflanze als Speicher für Phosphat und kann Mineralstoffe wie Kalzium, Magnesium, Eisen und Zink unlöslich binden, die dem Körper dann nicht mehr zur Verfügung stehen. Andererseits hat Phytinsäure eine antioxidative Wirkung, schützt vor Krebs und kann regulierend auf den Blutzuckerspiegel wirken. | Getreide, Hülsenfrüchte, Nüsse, vor allem in Paranüssen, Mandeln, Erbsen, Soja, Hafer, Mais |

| Bezeichnung | Eigenschaft | Beispiel |
|---|---|---|
| **Saponine** | Sie gelten einerseits als antimikrobiell, besitzen eine präventive Wirkung gegen Darmkrebs, sind cholesterinsenkend und entzündungshemmend. Andererseits dürfen sie nicht in die Blutbahn gelangen, da sie dort blutauflösend wirken, das heißt, die roten Blutkörperchen zerstören können. | Wurzeln, Knollen, Blätter, Blüten und Samen zahlreicher Pflanzen; Solanin in unreifen Kartoffeln, unreifen Tomaten (grüne Stellen), Hülsenfrüchten, Rote Bete, Spargel, vielen Bohnensorten, Linsen, Spinat, Hafer, Zwiebeln |
| **Tannine** | Sie wirken eiweißbindend und behindern die Resorption von Nährstoffen wie Eisen. Erkennbar sind Tannine daran, dass sie im Mund ein stumpfes, pelziges Gefühl verursachen. | Hopfen, grüner und schwarzer Tee, Kaffee, Wein, Beeren, Nüsse, Hülsenfrüchte, Weintrauben, dunkle Schokolade |

Insgesamt kann die Aufnahme dieser Antinährstoffe also mit leichten bis schweren Vergiftungserscheinungen oder einer eingeschränkten Verfügbarkeit von Nährstoffen verbunden sein, beispielsweise einem Jod- oder Eisenmangel. Allerdings bedeutet dies nun nicht, die in der Liste aufgezeigten Lebensmittel komplett zu meiden, denn meistens treten solche Mängel nur dosisabhängig auf und viele der Nahrungsmittel mit Antinährstoffen enthalten gleichzeitig gesundheitsfördernde sekundäre Pflanzenstoffe. Dass wir uns sogar intuitiv gegen eine Überdosis schützen können, zeigen beispielsweise die Tannine. Durch das pelzige Mundgefühl wird man automatisch eher weniger von dem entsprechenden Lebensmittel konsumieren. Ein weiteres Beispiel sind die Goitrogene in Kohlarten: Goitrogene ist eine Bezeichnung für kropferzeugende Stoffe, also Stoffe, die eine Vergrößerung der Schilddrüse bewirken. Solche Stoffe sind in hohen Konzentrationen in Wirsing und anderen Kohlarten wie Blumenkohl nachgewiesen worden. Doch damit Wirsing oder Blumenkohl für einen Kropf verantwortlich sein kann, müssten davon über mehrere

Monate sehr große Mengen verzehrt werden und gleichzeitig müsste dem Körper nur sehr wenig Jod zugeführt werden. Nur dann kann ein dadurch induzierter Mangel am Schilddrüsenhormon Thyroxin zu einem übermäßigen Wachstum von Schilddrüsengewebe und damit zu einer Schilddrüsenvergrößerung führen. In Notzeiten, in denen den Menschen außer Kohl nahezu keine Nahrung zur Verfügung stand, kam es tatsächlich zu vermehrten Kropfbildungen. Insgesamt macht also die Dosis das Gift.

### KAFFEE UND SCHWARZER TEE KÖNNEN EISENMANGEL VERSTÄRKEN

Wenn bei Ihnen ein Eisenmangel nachgewiesen wurde, sollten Sie auf Kaffee und schwarzen Tee weitgehend verzichten und die Getränke nicht parallel zu den Mahlzeiten oder unmittelbar nach der Nahrungsaufnahme genießen. Die enthaltenen Tannine behindern die Aufnahme von Eisen ins Blut und können somit den Eisenmangel noch verstärken. Umgekehrt ist es sinnvoll, einer eisenhaltigen Mahlzeit etwas Vitamin C hinzuzufügen, da dieses die Eisenaufnahme fördert.

## LEKTINE UND IHRE WIRKUNG

Tauchen wir nun ein in die Welt der Lektine. Was genau sind Lektine? Wo kommen sie überall vor? Wir wirken sie auf unseren Körper? Und vor allem: Sind sie wirklich gesundheitsschädlich? In diesem Zusammenhang werfen wir auch einen Blick auf diejenigen Erkrankungen, die mit Lektinen in Verbindung gebracht werden. Vorab ist jedoch zunächst einmal die genaue Definition von Bedeutung. Lektine sind in nahezu allen lebendigen Organismen zu finden, sie können tierischen Ursprungs sein oder in Mikroorganismen oder Bakterien gebildet werden, doch zumeist kommen sie in Pflanzen vor. Ihre Wirkungen auf den Körper sind bei vielen Lektinen noch nicht eindeutig geklärt, die meisten sind für den Menschen harmlos, ein paar wirken jedoch toxisch. Chemisch gesehen sind Lektine Proteine, also Eiweiße oder genauer gesagt Glykoproteine. Das sind Eiweißmoleküle, die mit Kohlenhydratmolekülen, also Zuckerteilchen, verbunden sind.

Botanisch werden Lektine unterschieden, je nachdem, in welcher Pflanze sie vorkommen. So gibt es folgende botanische Familien, die für unsere Ernährung relevant sind:

- Lektine in Nachtschattengewächsen wie Aubergine, Chili, Kartoffel, Paprika, Tomate
- Hülsenfrucht-Lektine in Bohnen, Erbsen, Linsen
- Phasin in Gartenbohne oder Kichererbse
- Concanavalin A in der Jackbohne (Riesenbohne)
- Weizenkeim-Lektin (WGA) im Weizen
- Sojabohnen-Lektin
- Holunder-Lektin
- Favabohnen-Lektin in der Ackerbohne
- Erdnuss-Lektin

Darüber hinaus gibt es noch sehr viele andere Lektine, wie bakterielle Toxine in diversen Schimmelpilzen oder das Rizin aus den Samenschalen des Wunderbaumes, das schon in sehr geringen Mengen tödlich wirken kann.

## Wie Lektine auf Organismen wirken

In der Regel lagern sich Lektine an der äußeren Membranoberfläche der Zellen an. Dies ist ein Zeichen dafür, dass sie sehr informationsreiche Moleküle sind. Sie werden auch als »Kommunikationszentrale« bezeichnet, da sie der Kommunikation und Interaktion von Zellen und Organismen dienen und hierbei an vielen Erkennungsprozessen beteiligt sind. Mit ihrer Hilfe können sich beispielsweise Bakterien an die Wurzeln von Pflanzen anhaften. Mit der Erkennung von Bakterien und Wurzeln der Pflanze wird diese Symbiose erst möglich. Interessant ist auch der Aspekt, dass Lektine bei der Befruchtung der menschlichen Eizelle eine Rolle spielen. Auf der Hülle der Eizelle ist nämlich ein Glykoprotein vorhanden, dessen Kohlenhydratanteil durch bestimmte Lektine erkannt wird und an das sich dann das Spermium bindet. Wie das funktioniert, macht das Bild des Schlüssel-Schloss-Prinzips möglich: Die Glykoproteine auf der Eizellhülle ragen wie Schlüssel hervor. Die Schlösser dazu finden wir in den Molekülen des Spermienkopfes. Finden nun Eizelle und Spermium zusammen, findet also das Schloss seinen richtigen Schlüssel, so rasten die Glykoproteine der Eizelle in die Moleküle des Spermienkopfes ein. Kein neues Leben könnte ohne diese selektive Ankopplung zwischen Samenzelle und Ei entstehen. Und hier wird auch deutlich, woher der Name stammt: Das Wort »Lektine« entstammt nämlich dem lateinischen Wort »legere«, was so viel wie »lesen, auswählen« bedeutet. Lektine erkennen also und wählen aus, welche Zellen zusammengehören. Auch im pflanzlichen Samen ist aus diesem Grund der Lektingehalt anfangs noch sehr hoch, während des Keimvorgangs des Samens zur Sprosse sinkt er dann stark ab. Die Lektine werden in ihrer Funktion nicht mehr gebraucht und inaktiviert – im Übrigen eine Eigenschaft, die wir uns zunutze machen können, um lektinhaltige Lebensmittel auf unserem Speiseplan zu behalten, wie Sie in Kapitel 3 sehen werden.

### DIE BLUTGRUPPENDIÄT KANN HELFEN – ODER DOCH NICHT?

In den 1990er-Jahren hat der amerikanische Naturheilkundler Peter J. D'Adamo die sogenannte Blutgruppendiät entwickelt, die darauf basiert, dass Menschen mit unterschiedlichen Blutgruppen auf Nahrungslektine verschieden reagieren. Er hat behauptet, dass die Aufnahme von Lektinen, die sich mit dem Antigen der eigenen Blutgruppe nicht vertragen, zur Verklumpung der Erythrozyten und damit zu diversen Krankheiten führt. Aus diesem Grunde hat er für jede Blutgruppe verschiedene Ernährungsempfehlungen erarbeitet, die auf den jeweiligen Ernährungsformen unserer Vorfahren beruhen, vom steinzeitlichen Jäger über Ackerbauer und Viehzüchter bis zum Steppenmongolen. Beweise für seine Hypothesen liefert er jedoch nicht, und so existieren bis heute keinerlei wissenschaftlich untermauerte Belege für die vorgeblichen Gesundheitsvorteile der Blutgruppendiät.

Unser Fazit: Finger weg! Die Blutgruppendiät gewährleistet nicht für alle Blutgruppentypen eine gesunde ausgewogene Ernährung und nutzt beispielsweise Abnehmwilligen nicht, ihr Ernährungsverhalten sinnvoll umzustellen. Bei Unsicherheiten wenden Sie sich am besten an Ihren Arzt oder Ihren Ernährungsberater.

## Übelkeit, Fieber und andere Vergiftungserscheinungen

Leider haben Lektine auch schädigende Wirkungen, die wir nun näher betrachten werden. Die beiden am besten erforschten Gruppen der Lektine sind Prolamine und Agglutinine, die aufgrund ihrer Eigenschaften zentrale Bedeutung für die schädigende Wirkung von Lektinen haben: Prolamine zählen zu einer Gruppe von Speicherproteinen in Getreidesamen. Zusammen mit den Glutelinen bilden sie den Hauptbestandteil des Getreideproteins und sind zum Beispiel für die Kleberbildung in Weizenteigen verantwortlich. Das Klebereiweiß Gluten besteht aus genau diesen beiden Bestandteilen Prolamin und Glutenin. In der Ernährungsmedizin hinlänglich bekannt ist Gluten durch die Autoimmunerkrankung Zöliakie, bei der Bestandteile des Glutens eine entzündliche Erkrankung der Darmschleimhaut verursachen (siehe Seite 35).

Agglutinin kommt vom lateinischen Wort »agglutinare«, was »anheften« bedeutet. Es ist ein Oberbegriff für Eiweißmoleküle, die mit jeglichen Arten von anderen Zellen verklumpen können. Dies steht in engem Zusammenhang mit einer besonderen Eigenschaft der Lektine, nämlich deren Bindungsfreudigkeit. Sie erinnern sich an das Schlüssel-Schloss-Prinzip? Doch was beim Samen nützlich erscheint, kann im Körper leider problematisch werden. Lektine binden sich nicht nur gerne an Kohlenhydratmoleküle, sie sind auch in der Lage, sich nahezu an alle Zellen unseres Körpers zu binden. Diese Bindungsfreudigkeit machen sich zum Beispiel auch Viren zunutze, um sich an unsere Zellen zu heften und auf diese Weise in unseren Körper zu gelangen. So sind einige Lektine in der Lage, sich an unsere Darmwand, besonders an die des Dünndarms, zu binden, was diese schädigen kann. Dadurch wird nämlich die Absorptionsfähigkeit für verschiedene Nährstoffe beeinträchtigt, die dem Körper in der Folge nicht mehr zur Verfügung stehen. Zur Verdeutlichung ein praktisches Beispiel: Würde man Bohnen roh verzehren, so würde man relativ schnell Symptome einer akuten Vergiftung entwickeln: Übelkeit, Erbrechen, Durchfall, Fieber, Krampfanfälle. Warum? Weil sich das in der Bohne enthaltene Lektin – konkret das Phasin – an die Darmwand bindet, in den Blutkreislauf aufgenommen wird und zu einer Verklumpung des Bluts führt. Als Folge verschließen sich Gefäße und es kommt zur akuten Vergiftung, die im Extremfall tödlich enden kann. Aus diesem Grund ist es seit Jahrzehnten zu einer Volksweisheit geworden, Bohnen niemals roh zu essen.

Zusammenfassend werden Lektinen also zwei essenzielle schädigende Ursachen nachgesagt, die durch deren Bindungsfreudigkeit zustande kommen: zum einen die Anheftung der Lektine an die Darmwand, was die Absorptionsfähigkeit für Nährstoffe beeinträchtigt, und zum anderen der Übertritt der Lektine durch die Darmwand in den Blutkreislauf. Doch nicht alles an den Lektinen scheint schlecht zu sein: Lektine weisen auch positive Eigenschaften auf. So senkt – zumindest im Tierversuch – eine geringe Aufnahme des Concanavalin A, einem Lektin, das in Riesenbohnen vorkommt, das Cholesterin im Blut, was das Risiko für Herz- und Gefäßkrankheiten reduzieren kann. Auch wurde aufgrund zellulärer Untersuchungen nachgewiesen, dass Lektine anscheinend die Entstehung von Dickdarmkrebs hemmen können. In einer weiteren Studie wurde 2010 herausgefunden, dass ein Lektin aus der Banane in der Lage ist, sich an Strukturen des HIV-Virus zu binden, und dieses dann daran hindern kann, in die Körperzellen zu gelangen. Weitere Forschungen dazu blieben jedoch aus.

## Welche Krankheiten Lektine verursachen

Ist es nun wirklich so, dass Lektine die Gesundheit gefährden können? Für welche Erkrankungen werden Lektine verantwortlich gemacht? In den USA spricht man derzeit davon, dass über 50 verschiedene Krankheitsbilder lektinbedingt sind und durch eine lektinfreie Kost geheilt oder symptomatisch verbessert werden können. An erster Stelle ist von Autoimmunerkrankungen und Übergewicht die Rede, doch auch die folgenden Symptome und Krankheiten werden mit den Lektinen in Verbindung gebracht:

- **Allergien:** Eine Allergie ist eine überschießende Reaktion des Immunsystems nach wiederholten Kontakten mit Stoffen, die von ihm als fremd erkannt werden, sogenannte Allergene. Allergene können Gräser, Pollen, Pilze, Nickel, Duftstoffe, Arzneimittel, Insektenstiche, aber auch viele

Nahrungsmittel wie Milch, Eier, Fisch und Nüsse oder Nahrungsmittelbestandteile wie Gluten oder auch Lektin sein.

- **Anämien:** Unter Anämie versteht man einen Mangel an rotem Blutfarbstoff oder roten Blutkörperchen, am häufigsten ist die Eisenmangelanämie.

- **Asthma bronchiale:** Dies ist eine chronisch-entzündliche Erkrankung der Atemwege, die durch verschiedene Einflüsse verstärkt werden kann.

- **Chronische Müdigkeit, Schwindel, »Brain Fog« (wie benebelt sein):** Alle Menschen sind ab und zu müde, und die natürlichste Ursache ist Schlafmangel und Überarbeitung. Wird die Müdigkeit allerdings zu einem Dauerproblem und geht mit anderen Symptomen einher wie Schwindelanfällen oder dem Gefühl, wie benebelt zu sein, so können dahinter verschiedene Krankheiten stecken, die unbedingt abgeklärt werden müssen. Manche Menschen reagieren auch auf Gluten oder Lektine mit Brain Fog.

- **Darmpolypen:** Dies sind Schleimhautgeschwülste, die in den Hohlraum des Darms hineinragen; sie können sich entzünden und starke Schmerzen verursachen.

- **Depression, Erschöpfung – eine der Volkskrankheiten Nummer eins:** In unserer schnelllebigen Zeit sind viele Menschen nicht mehr in der Lage, den Anforderungen gerecht zu werden. Negativer Dauerstress, psychische Probleme und die falsche Ernährungsweise können das Immunsystem belasten und damit andere Krankheiten fördern.

- **Diverse Hauterkrankungen:** Akne, Ausschläge, Rötungen oder trockene Haut entstehen gerne durch eine falsche Ernährung.

- **Gedächtnisschwund, Demenz:** Dies ist gekennzeichnet durch eine reduzierte geistige Leistungsfähigkeit, die meist erst im höheren Alter auftritt. Allerdings ist bekannt, dass Lebensstil- und Ernährungsfaktoren über alle Lebensphasen hinweg einen großen Einfluss auf den Beginn und den Verlauf der Erkrankung haben können.

- **Gewichtsverlust oder -zunahme:** »Unerklärte« Gewichtsschwankungen können durchaus mit einer falschen Ernährung in Verbindung stehen.

- **Kopfschmerzen, Migräne:** Unter Kopfschmerzen leiden vermutlich bis zu 70 Prozent aller Menschen entweder sporadisch oder auch regelmäßig. Meist handelt es sich um Spannungskopfschmerzen, Migräne oder eine Kombination von beiden. Bei Migräne sind die Schmerzen eher halbseitig begrenzt und pulsierend. Zusätzlich können Symptome wie Übelkeit, Erbrechen, Licht-, Geruchs- und Geräuschempfindlichkeit auftreten.

- **Koronare Herzkrankheiten:** Koronare Herzkrankheiten entstehen, wenn sich die Herzkranzgefäße, die das Herz mit Sauerstoff versorgen, zunehmend verengen. Ursachen sind Fett- und Kalkablagerungen an den Gefäßinnenwänden. Damit werden die Gefäße verstopft, und dies beeinflusst den Stoffaustausch zwischen Gewebe und Blut, und damit den Blutdruck und die Fließeigenschaften des Blutes negativ.

- **Mangelernährung:** Dies ist die Bezeichnung für eine ungenügend oder falsch zusammengestellte Nahrung, wobei man zwischen Unterernährung, Fehlernährung und auch Mischformen unterscheiden muss, die aufgrund von Nahrungsmittelunverträglichkeiten oder Erkrankungen (wie Krebs) eine Nahrungsaufnahme erschweren.

- **Morbus Parkinson:** Hierbei handelt es sich um eine langsam fortschreitende degenerative Erkrankung des Nervensystems, die durch den kontinuierlichen Verlust bestimmter Nervenzellen gekennzeichnet ist. Typische Symptome sind Steifheit der Muskulatur, Zittern und Verlangsamung in der Bewegung.

- **Schmerzende Gelenke:** Bestimmte Lebensmittel können auch zu schmerzenden Gelenken führen, einer nicht unerheblichen Beeinträchtigung des Wohlbefindens, sobald sie chronisch auftritt.

- **Sodbrennen, Reflux:** Bei Sodbrennen fließt die Magensäure aus dem Magen hinauf in die Speiseröhre, reizt dort die Schleimhaut und führt damit zu einem brennenden Schmerz im Brustbereich, der oft bis in den Hals reichen kann. Die Ursachen können unterschiedlicher Natur sein, seien es eine funktionelle Störung des Magenschließmuskels, Stress, zu viel aufgenommene Nahrung oder die falschen Lebensmittel.

- **Übergewicht:** Unser Sättigungs- und unser Hungergefühl werden durch ein Hormon gesteuert, das einen ganz ähnlichen Namen hat wie Lektin, nämlich Leptin. Wenn Sie hungrig sind, bedeutet dies, dass Ihr Leptinspiegel sehr niedrig ist. Ihr Körper signalisiert Ihnen damit, dass Sie Nahrung aufnehmen sollen. Essen Sie dann etwas, steigt der Leptinspiegel wieder und Sie verspüren Sättigung. In diesem Zusammenhang wird vermutet, dass Lektine in die Produktion des Hormons Leptin eingreifen können und sich damit eine sogenannte Leptinresistenz entwickeln kann. Das würde bedeuten, dass der Körper den Leptinanstieg nicht mehr wahrnimmt und das Signal der Sättigung nicht eintritt. Bekannt ist, dass übergewichtige Personen häufig eine hohe Leptinresistenz haben, sie also keine Sättigung spüren und deswegen viel mehr

Kalorien zu sich nehmen, als sie eigentlich benötigen. Ob hier ein Zusammenhang besteht, ist bis heute allerdings noch nicht eindeutig geklärt.

Diese Liste ist nicht vollständig, doch schon jetzt erschreckend lang. Aber wie kann es sein, dass ein einziges kleines Protein so viele Krankheiten verursachen soll? Die grundlegende Vermutung ist, dass die Lektine durch den Darm ins Blut gelangen und sich dort im ganzen Körper verteilen können und damit überall in das System eingreifen können. Doch wie schaffen Lektine das? Und welche Folgen hat das? Sehen wir uns einmal die Darmbarriere etwas genauer an.

## Die Darmbarriere und das Leaky-Gut-Syndrom

Unser Darm kommt im täglichen Leben ständig mit körperfremdem Material in Form von Nahrung in Kontakt. Er fungiert als eine Barriere zwischen der Außenwelt und dem Körper, im Darm muss entschieden werden, welche Nährstoffe der Körper aufnimmt und welche nicht weiterverarbeitet werden. Bei diesem Prozess spielt die sogenannte intestinale Permeabilität, also die Durchlässigkeit des Magen-Darm-Traktes, eine wichtige Rolle. Die Darmwand besteht aus vielen Schichten von Zellen, die als Schleimhaut, fachsprachlich Mukosa, bezeichnet werden. Stoffe können diese Schichten auf zwei Wegen überwinden:

- Transport durch die Zellen (transzellulärer Transport)
- Transport an den Zellen vorbei (parazellulärer Transport)

Der Transport durch die Zellen geschieht hauptsächlich über Transporter, die in der Zellmembran liegen. Über diesen Weg gelangen etwa Zucker, Aminosäuren, Elektrolyte, Fette und viele andere Stoffe aus dem Darm in das Blut und können so vom Körper verwertet werden. An den Zellen vorbei werden im Darm hauptsächlich Wasser und gelöste Stoffe transportiert. Die Zwischenräume zwischen zwei Zellen werden durch eine Reihe von Proteinen verschlossen. Dieser Verschluss wird als »Tight Junction« (»dichter Verschluss«) bezeichnet.

So weit zu den gesunden Vorgängen im Darm. Im Zusammenhang mit den Ursachen vieler Erkrankungen, unter anderem auch den Autoimmunerkrankungen, wird nun immer wieder von einem bestimmten Syndrom, dem sogenannten Leaky-Gut-Syndrom gesprochen. Wissenschaftler sind sich allerdings noch uneinig darüber, ob das Leaky-Gut-Syndrom tatsächlich existiert und welche Rolle es bei der Entstehung der Erkrankungen spielt. Doch sehen wir uns zunächst an, was dieses Syndrom bedeutet und was dahinter steckt. »Leaky Gut« kommt aus dem Englischen und bedeutet »löchrige Darmwand«. Es beschreibt einen Zustand, bei dem die normale Barrierefunktion des Darms nicht mehr intakt ist. Dabei kommt es unter anderem zu einer Fehlfunktion der beschriebenen Tight Junctions. Die Folge ist eine vermehrte Durchlässigkeit der Darmschleimhaut für Stoffe, die sie unter normalen Bedingungen nicht überwinden könnten. Mediziner sprechen häufig nicht von einem Leaky-Gut-Syndrom oder von Löchern im Darm. Sie sprechen eher von einer Störung der (gastro-)intestinalen Permeabilität oder einer gestörten Darmbarriere, also von einer erhöhten Durchlässigkeit der Wände des Magen-Darm-Trakts.

Bis heute ist man sich noch uneinig, welche Erkrankungen durch das Leaky-Gut-Syndrom verursacht werden. Es gibt bisher keinerlei ausreichende Beweise für die Zusammenhänge zwischen verschiedenen Symptomen wie Durchfall, Blähungen, Müdigkeit, Asthma, Hautproblemen, Nahrungsmittelallergien oder auch Autoimmunerkrankungen. Bekannt ist jedoch, dass bei einigen Erkrankungen wie Morbus Crohn, Nahrungsmittelallergien oder Reizdarm die Darmschleimhaut durchlässiger ist als gewöhnlich. Auch ist bekannt, dass entzündungshemmende Schmerzmittel wie

Ibuprofen oder Acetylsalicylsäure sowie chronischer Alkoholmissbrauch die Tight Junctions in der Dünndarmwand schwächen und die Darmschleimhaut dadurch durchlässiger machen können. So sollen durch diese Löcher in der Darmwand auch Lektine, Gluten, Giftstoffe, Pilze, Krankheitserreger und unvollständig verdaute Partikel in den Körper gelangen und von dort ihre schädigende Reise durch den Körper antreten. Gerade Lektine haben dann ein leichtes Spiel: Aufgrund ihrer Bindungsfreudigkeit binden sich die Lektine im Blut dann an jedes beliebige andere Glykoprotein unserer Körperzellen oder auch an unsere Antikörper. Auf diesem Weg können sie in alle Organe weiterwandern, sei es ins Gehirn, in die Leber, das Herz oder die Nieren. Und nun kommt es zur Autoimmunreaktion, denn der Körper identifiziert die mit Lektinen verbundenen körpereigenen Zellen als Fremdkörper, greift sie an und beginnt, Autoantikörper gegen diese Zellen zu bilden. Diese Autoimmunantwort soll in weiterer Folge Autoimmunerkrankungen auslösen oder deren Symptomatik verschlimmern.

### Ist das Leaky-Gut-Syndrom Ursache oder Folge?

Vertreter der Leaky-Gut-Syndrom-Theorie gehen insgesamt davon aus, dass die Entzündungsreaktionen im Darm dazu führen, dass sich das gesamte Immunsystem des Körpers »umprogrammiert« und sich vermehrt gegen körpereigene Substanzen richtet. Allerdings steht eine große Frage im Raum: Ist das Leaky-Gut-Syndrom tatsächlich die Ursache? Kann es nicht auch sein, dass es stattdessen die Folge einer Erkrankung ist? Sprich, dass der Darm durch die vorhandene Erkrankung so in Mitleidenschaft gezogen ist, dass die Tight Junctions ihrer Aufgabe nicht mehr nachkommen können? Wir stehen hier offenbar vor einem klassischen Henne-Ei-Problem: Wir wissen nicht, was zuerst da war. Gegner behaupten daher, dass das Leaky-Gut-Syndrom eine Erfindung der Alternativmedizin sei und keinerlei wissenschaftliche Grundlage habe. Fakt ist jedoch, dass es durchaus einige Studien gibt, die auf die Existenz eines solchen Syndroms hinweisen. Es ist nicht vollständig auszuschließen, dass

Zusammenhänge zwischen dem Auftreten von Fehlfunktionen in der Darmbarriere und dem Auftreten einiger (Autoimmun-)Erkrankungen bestehen.

## Autoimmunerkrankungen und ihre Verbindung zu Lektin

Bisher sind die Ursachen für Autoimmunkrankheiten weitgehend unbekannt und es wird intensiv nach Lösungen gesucht. Es werden vor allem Viruserkrankungen, genetische und epigenetische Faktoren wie ein Vitamin-D-Mangel in der Schwangerschaft oder bestimmte Ernährungsfaktoren diskutiert. Dass es letztendlich zu einer Autoimmunerkrankung kommt, wird sehr wahrscheinlich auch von einem unglücklichen Zusammenspiel vieler Faktoren abhängen, sei es dem allgemeinen Gesundheitszustand der Person, ihrem Immunsystem oder bestimmten Umweltfaktoren. Doch gerade in Bezug auf Ernährungsfaktoren bestärken sich seit einiger Zeit die Vermutungen, dass es hier den beschriebenen Zusammenhang mit dem Leaky-Gut-Syndrom gibt. Neben Lektin soll auch ein zu später oder zu früher Kontakt mit Milcheiweiß und Gluten eine Rolle spielen.

### Was sind Autoimmunerkrankungen?

Der Begriff »Autoimmunerkrankung« ist ein Überbegriff für Krankheiten, die durch eine überschießende Reaktion des Immunsystems gegen körpereigenes Gewebe entstehen. Normalerweise besteht die Aufgabe des Immunsystems darin, uns vor Infektionen mit Bakterien, Viren und Parasiten zu schützen. Dazu produziert das Immunsystem Antikörper, die sich im Blut ansammeln und gegen die Eindringlinge vorgehen, bevor diese uns krank machen können. Bei einer Autoimmunerkrankung kommt es durch eine Fehlprogrammierung der Abwehrkräfte zu schweren Entzündungen, die die betroffenen Organe stark schädigen können. In Deutschland sind etwa 4 bis 5 Prozent der Menschen betroffen. Derzeit zählen Mediziner etwa 60 bis 65 verschiedene Krankheiten zu den Autoimmunerkrankungen, je nachdem, welches Organ betroffen ist. Die häufigsten möchten wir Ihnen in den folgenden Abschnitten vorstellen.

Interessant ist die Tatsache, dass Autoimmunerkrankungen sehr häufig mit anderen immunologischen Erkrankungen gekoppelt sind. Meistens bleibt es also nicht bei einer Erkrankung, das Risiko für weitere liegt bei 70 Prozent. Wer an Typ-1-Diabetes erkrankt ist, kann mit einer 3- bis 6-prozentigen Wahrscheinlichkeit auch eine Zöliakie entwickeln, umgekehrt tritt bei circa 11 Prozent der Zöliakiebetroffenen ein Diabetes mellitus Typ 1 auf. Ebenso tritt die Weißfleckenerkrankung beispielsweise bei bestimmten Schilddrüsenerkrankungen oder Alopezie auf. Psoriasis geht sehr häufig mit rheumatoider Arthritis einher, aber auch Alopezie und Zöliakie werden oft in einem Zuge genannt. Meist haben Patienten nicht nur eine weitere, sondern sogar zwei weitere Erkrankungen, was bei einer entsprechenden Therapie unbedingt beachtet werden sollte. Es werden zwar typische, für jede Krankheit unterschiedliche Altersgipfel beobachtet, prinzipiell können Autoimmunerkrankungen aber in jedem Lebensalter auftreten.

## Diabetes mellitus Typ 1 und Lektin

Als Autoimmunkrankheit ist Diabetes mellitus Typ 1 weitverbreitet. Das klassische Erkrankungsalter liegt hier bei Kindern im Alter von etwa 8 Jahren und nochmals bei 13 Jahren. Neuerdings zeigen sich zusätzliche Erkrankungsgipfel bei 4- und bei 40-Jährigen. Aber auch im hohen Alter kann man noch einen Typ-1-Diabetes entwickeln. Die Entstehung von Diabetes mellitus Typ 1 ist auf ein komplexes Zusammenspiel von genetischen Risikofaktoren und Umweltfaktoren zurückzuführen. Da beispielsweise auch Stress die Autoimmunität verstärken kann, wurde festgestellt, dass gerade psychischer Stress im Kindesalter nachweislich als Risikofaktor für die Entstehung eines Diabetes mellitus angesehen werden muss. Was passiert bei Diabetes Typ 1? Das Immunsystem richtet sich gegen das körpereigene

Gewebe und zerstört die insulinproduzierenden Betazellen in der Bauchspeicheldrüse. Somit kann nicht mehr genügend Insulin produziert werden, um die Glukose aus dem Blut abzubauen. Befinden sich nun Lektine im Blut auf dem Weg zur Bauchspeicheldrüse, können sich diese an die Inselzellen binden. Durch ihre neue Struktur werden die Inselzellen vom Körper nicht mehr als körpereigen erkannt. Die Folge ist ein Immunangriff zur Zerstörung der Lektin-Inselzellen-Verbindung. Dass dies für die ohnehin bereits geschwächte Bauchspeicheldrüse und die Insulinproduktion fatal ist, klingt einleuchtend. Doch nicht nur das: Forscher vermuten sogar einen Zusammenhang zwischen dem Verzehr von Kuhmilchprodukten und Diabetes mellitus Typ 1 (siehe Seite 60).

## ES GIBT NOCH WEITERE DIABETES-TYPEN

Es gibt verschiedene Arten von Diabetes mellitus: Typ 1 ist eine Autoimmunerkrankung, bei der der Patient sein Leben lang auf Insulin angewiesen ist. Typ 2 zählt eher als Lifestyle-Diabetes und geht oft mit Übergewicht einher, ist aber mit der richtigen Ernährungs- und Lebensstiltherapie heilbar. Unter Typ 3 werden verhältnismäßig seltene Sonderformen zusammengefasst. Darüber hinaus gibt es den Gestationsdiabetes, der nur während der Schwangerschaft auftritt.

### Hashimoto-Thyreoiditis – Aufruhr in der Schilddrüse

Bei Hashimoto wendet sich das Immunsystem gegen die Schilddrüse und zerstört das Schilddrüsengewebe. Auf eine anfängliche Schilddrüsenüberfunktion mit Symptomen wie Reizbarkeit, Nervosität, Müdigkeit, Zittern der Hände und Herzrasen setzt anschließend eine Schilddrüsenunterfunktion ein, die wiederum mit zahlreichen eher unspezifischen Symptomen wie Antriebslosigkeit, niedriger Körpertemperatur, Ödemen, Heiserkeit, Muskelschwäche, Verdauungsstörungen, Gelenkschmerzen oder Konzentrationsstörungen einhergeht.

### Alopezie – das Immunsystem richtet sich gegen Haarfollikel

Die häufigste entzündliche Haarausfallerkrankung und die zweithäufigste Ursache für Haarausfall in allen Altersgruppen ist Alopezie, wobei Frauen öfter betroffen sind als Männer. Auch Kinder und Jugendliche können daran erkranken. Die Fehlsteuerung des Immunsystems richtet sich hierbei gegen die Haarfollikel. Die Abwehrzellen des Körpers sehen die körpereigenen Haarzellen als feindlich an und lösen Entzündungsprozesse aus. Die Folge: kreisrunder Haarausfall.

### Morbus Crohn, Colitis ulcerosa und Lektine

Bei Morbus Crohn und Colitis ulcerosa handelt es sich um entzündliche Darmerkrankungen, bei denen die Darmfunktionen durch Entzündungen gestört sind. Die Folge sind Bauchschmerzen, teils wässrige, blutige Durchfälle, Fieberschübe und Krämpfe. Durch die bestehende Entzündung können die Lektine die Darmbarriere leichter überwinden, ins Blut gelangen und die Entzündungen des Darms weiter fördern. Auch wird dadurch die Nährstoffaufnahme behindert.

### Entzündliche Hauterkrankungen und starker Juckreiz

Psoriasis und die Weißfleckenerkrankung, fachsprachlich Vitiligo, gehören zu den entzündlichen Hauterkrankungen. Hier richtet sich das Immunsystem gegen die Haut und teilweise auch gegen die Gelenke. Bei der Weißfleckenkrankheit werden die farbbildenden Zellen zerstört, sodass große Hautbereiche einfach weiß bleiben. Psoriasis ist gekennzeichnet durch großflächige rot-schuppende Hautflächen, die stark jucken. Auch hier sind die Ursachen nicht vollständig bekannt, bei Psoriasis ist jedoch gesichert, dass es eine genetische Veranlagung gibt, bei der Weißfleckenkrankheit wird sie vermutet.

### Schmetterlingsflechte und entzündliches Rheuma

Der Name Schmetterlingsflechte stammt von dem typischen im Gesicht auftretenden schmetterlingsförmigen Ausschlag. Der kann den ganzen Körper sowie einzelne Organe und das Nervensystem betreffen und geht mit rheumatischen Beschwerden einher.

### Zöliakie – die klassische Glutenunverträglichkeit

Durch den Genuss glutenhaltiger Nahrung kann eine chronische Erkrankung namens Zöliakie verursacht werden. Dadurch kommt es zu einer Schädigung der Dünndarmschleimhaut, was die Funktion des Dünndarms deutlich beeinträchtigt und die Aufnahme von Nährstoffen erheblich stört. Wer an Zöliakie erkrankt ist, muss Gluten lebenslang meiden.

## LEKTINFREI LEBEN – JA ODER NEIN?

Wie Sie sich wahrscheinlich denken können, werden Sie diese Frage für sich ganz persönlich beantworten müssen. Eine endgültige Antwort gibt es darauf nicht, zumal die Wissenschaft hier noch im Dunkeln tappt. Auch scheinen die Einflüsse der Lektine auf den Körper von Mensch zu Mensch sehr unterschiedlich zu sein. Genauso individuell, wie wir alle sind, so unterschiedlich können die Lebensmittel, die wir essen, auf unseren Körper wirken. Es gibt viele Menschen, die überhaupt nicht auf Lektine reagieren, aber bei genauso vielen Menschen mag eine lektinfreie Kost zu gesundheitlichen Verbesserungen führen. Sehr empfindliche Personen können vielleicht ab einer bestimmten Menge aufgenommener Lektine sehr müde werden, Kopfschmerzen oder Magen- und Darmbeschwerden bekommen, in anderen Fällen verläuft die Schädigung ohne akute spürbare Beschwerden. Insgesamt kann die Reaktion des Immunsystems auf Lektine von zahlreichen Faktoren abhängig sein, wie von Ihrer persönlichen Konstitution, Ihren Genen und vielleicht sogar von Ihrem

Lebensumfeld sowie Ihrer körperlichen und psychischen Verfassung. Natürlich stellt sich auch die Frage, auf welchem Weg die Lektine über die intestinale Barriere ins Blut gelangt sind: War hier bereits eine Schädigung vorhanden oder wurde diese durch die Lektine verursacht?

## Positive Erfahrungsberichte lassen hoffen

Auch wenn die Studienlage zu den gesundheitlichen Auswirkungen auf den Menschen noch nicht ausführlich genug ist, um pauschal vom Konsum abzuraten, kommen aus den USA immer mehr Erfahrungsberichte von Menschen zu uns, die mit einer lektinfreien Ernährungsform ihre gesundheitlichen Probleme in den Griff bekommen haben.
Viele Autoimmunerkrankungen haben sich in ihrer Symptomatik verbessert, viele Entzündungswerte haben sich normalisiert. Es gibt Erfahrungsberichte von Patienten, die ihre Morbus-Crohn- oder Zöliakie-Symptomatik nahezu vollständig heilen konnten, wiederum andere können seit ihrer Ernährungsumstellung schmerzfrei leben oder sind von ihren Migräne- oder Asthmaattacken geheilt. Unserer Meinung nach ist es einen Versuch wert, den Erfahrungsberichten aus den USA Glauben zu schenken. Wenn es so vielen Patienten geholfen hat – und hier ist, wie wir schon einmal erwähnten, von mehreren Tausend Patienten die Rede –, könnte dieser Weg eine Möglichkeit sein, endlich beschwerdefrei zu werden. Denn unsere Ernährung spielt definitiv eine entscheidende Rolle für unsere körperliche und auch geistige Gesundheit, einmal ganz unabhängig von Lektinen. Nahrungsmittelunverträglichkeiten beispielsweise können manchen Menschen das Leben ziemlich schwer machen. Der Unterschied ist, dass es hierzu heute bereits sehr gute Diagnosemöglichkeiten gibt. Nach gesicherter Diagnose einer Fruktoseintoleranz beispielsweise wird die Person alles dafür tun, ihre Beschwerden loszuwerden, und wird die für sie schädlichen Nahrungsmittel wie normalerweise als gesund geltende Obstsorten Obstsorten aus dem Speiseplan streichen. In der Regel verbessern sich die Beschwerden nach einer Ernährungsumstellung

sehr rasch, eine Toleranzschwelle – wie viel Fruktose wird vertragen? – kann gefunden werden und damit ist es wieder gut möglich, kleine Mengen fruktosehaltiger Lebensmittel zu verzehren.

Wenn es darum geht, wirklich lektinfrei zu leben oder nicht, um festzustellen, ob es bei Ihnen selbst irgendwelche körperlichen Auswirkungen hat, können Sie mit dem vorgenannten Grundwissen Ihre Essgewohnheiten beobachten. Hierbei leistet ein Ernährungs- und Beschwerdeprotokoll wertvolle Dienste (siehe Kapitel 3, Seite 75):

1. Prüfen Sie einmal für sich selbst, welche der genannten Erkrankungen auf den Seiten 25 und 26 auf Sie zutreffen, und beobachten Sie sich dabei ganz genau.
2. Haben Sie nach dem Verzehr von Vollkornweizen Verdauungsprobleme und Blähungen?
3. Haben Sie vor Ihrem letzten Asthmaanfall Cashewnüsse verzehrt?
4. Fühlen Sie sich nach einer glutenhaltigen Mahlzeit immer besonders müde, ausgelaugt oder sogar etwas benebelt?

Eines möchten wir Ihnen bei Ihrer Entscheidungsfindung noch auf den Weg geben: Ein genereller Verzicht auf alle Arten von Lebensmitteln mit Lektinen kommt leider einem Verzicht auf viele Lebensmittel mit wertvollen Inhaltsstoffen gleich. Gerade Hülsenfrüchte und Vollkorngetreide zeigen in Studien immer wieder eine nachweisliche Senkung des Krankheits- und Sterberisikos. Daher ist es ganz besonders wichtig, während einer lektinfreien Ernährung auf besonders ausgewogene und vor allem frische, naturbelassene Mahlzeiten zu achten. Studieren Sie genau, welche alternativen Lebensmittel Sie in Ihren Speiseplan aufnehmen sollten, um mit allen wichtigen Nährstoffen versorgt zu sein. Auch das leicht umsetzbare Unschädlichmachen von Lektinen hat hier einen großen Stellenwert. Ziel ist es ja nicht, einen Nährstoffmangel zu entwickeln, sondern eine Besserung Ihrer Beschwerden zu erreichen.

# LEKTINE IN UNSEREN LEBENSMITTELN

Lektine kommen in verschiedenen pflanzlichen Lebensmittelgruppen vor, hauptsächlich in Getreide, aber auch in Gemüse, Obst und Hülsenfrüchten, die eigentlich der Inbegriff einer gesunden Ernährung sind. Wie lässt sich das mit einer gesunden Ernährungsweise vereinbaren? Was können wir essen, um einerseits schädliche Stoffe wie Lektine zu vermeiden, andererseits aber gesund zu bleiben und die bereits erwähnten Erkrankungen zu mindern oder auszuschließen?

# LEKTINFREIE UND LEKTINHALTIGE LEBENSMITTEL

Sie finden nun im Anschluss eine Tabelle, die lektinfreie und lektinhaltige Nahrungsmittel gegenüberstellt. Diese Tabelle dient Ihnen als Überblick und Hilfestellung bei Ihrer Lebensmittelauswahl. Einige Nahrungsmittel, die häufig auf unserem Speiseplan stehen, haben einen besonders hohen Lektingehalt und sollten daher während Ihrer Ernährungsumstellung gemieden werden. Problemlos verzehrt werden können dagegen sämtliche Nahrungsmittel aus der Spalte »lektinfreie Lebensmittel«. Sie werden auch sehen, dass die Rezepte des 4-Wochen-Plans, den wir Ihnen ab Seite 75 vorstellen werden, auf dieser Tabelle beruhen. Im Anschluss an die Tabelle greifen wir die Lebensmittelgruppen noch einmal genauer auf und Sie finden darin Verzehr- und Mengenempfehlungen. Zusätzlich möchten wir Ihnen einige konkrete, unserer Meinung nach eher unbekanntere Nahrungsmittel etwas genauer vorstellen. Vielleicht können wir so die Hemmschwelle senken, diese Lebensmittel in Ihren Speiseplan zu integrieren. Insgesamt werden Sie feststellen, dass Sie den Großteil der vorgestellten Lebensmittel in Ihrem Supermarkt, im Reformhaus oder im Bioladen finden können. Ansonsten haben Sie die Möglichkeit, unbekanntere Lebensmittel über diverse Webseiten von Naturkostanbietern zu bestellen.

| Lebensmittel-gruppe | Lektinfreie Lebensmittel | Lektinhaltige Lebensmittel |
|---|---|---|
| Gemüse und Hülsenfrüchte | Artischocke, Blumenkohl, Brokkoli, Brunnenkresse, Chinakohl, Chicorée, Fenchel, Frühlingszwiebel, Grünkohl, Ingwer, Karotte, Kohlrabi, Knoblauch, Lauch, Mangold, Meerrettich, Okraschote, Pak Choi, Pastinake, alle Pilzarten, Radieschen, Rosenkohl, Romanesco, Rübe, Rettich, Rucola, Radicchio, Rote Bete, Rotkohl, Sauerkraut, Sellerie, Selleriekraut, Staudensellerie, Spargel, Steckrübe, Schnittlauch, Wirsing, Zwiebel | Aubergine, alle Bohnenarten inklusive deren Samen, Chilischoten, Erbsen, Gurke, Kichererbsen, Kürbis, Linsen, Paprika, Tomaten, Zucchini, Zuckerschoten |
| Soja und Sojaprodukte | Miso, Sojajoghurt, Sojasoße, Tamarisoße, Tempeh | Soja, Sojamilch, Sojaflocken, Tofu |
| Salate | alle Arten von Salat wie roter und grüner Blattsalat, Eissalat, Endiviensalat, Kopfsalat, Kresse, Portulak, Romanasalat, Spinat, Senfsaat | keine |
| Algen | Algen, Nudeln aus Algen/ Seetang (Meeres-Spaghetti) | keine |
| Obst | Ananas, Apfel, Aprikose, Avocado, Banane, alle Beeren, Birne, Brombeere, Dattel, Erdbeere, Feige, Granatapfel, Kaki, Kirsche, Kiwi, Limette, Mango, Nektarine, Orange, Pfirsich, Pflaume, Weintrauben, Zitrusfrüchte | Gojibeere, Melone |

| **Lebensmittelgruppe** | **Lektinfreie Lebensmittel** | **Lektinhaltige Lebensmittel** |
|---|---|---|
| **Getreide und Getreideprodukte** | Basmatireis, Hirse, Sorghumhirse, Süßkartoffel;<br>Brot, Gebäck und andere Erzeugnisse aus Haselnussmehl, Kastanienmehl, Kokosmehl, Maniokmehl, Mandelmehl, Sesammehl, Süßkartoffelmehl, Traubenkernmehl;<br>Baobabpulver, Konjak- oder Kajnok-Nudeln, Shirataki-Nudeln, Shirataki-Reis | ganze Körner, deren Mehle sowie Getreideerzeugnisse wie Brot, Chips, Gebäck, Gnocchi, Nudeln, Tortillas aus Buchweizen, Dinkel, Hafer, Gerste, Roggen, Weizen;<br>Pseudogetreide wie Bulgur, Einkorn, Kamut, Quinoa;<br>Kartoffel und Kartoffelprodukte (Chips, Pommes frites);<br>Mais und alle Maisprodukte, Maisstärke, Vollkornreis, Wildreis |
| **Nüsse und Samen** | Flohsamen, Hanfsamen, Hanftofu, Haselnüsse, Kastanien, Kokoscreme ungesüßt, Kokosnuss, Leinsamen, Macadamianüsse, Mandeln, alle Olivenarten, Paranüsse, Pekannüsse, Pinienkerne, Pistazien, alle Arten von gekeimten Sprossen, Walnüsse | Cashewkerne, Erdnüsse, Kürbiskerne, Sonnenblumenkerne |
| **Fleisch, Fisch und Meeresfrüchte** | jegliche Sorten von Fleisch und Fisch sowie Eier aus artgerechter Tierhaltung (weidegefüttert): Ente, Fasan, Gans, Huhn, Lamm, Rind, Schwein, Strauß, Truthahn, Wachtel, Wild, Wildschwein;<br>Alaska-Heilbutt, Austern, Hummer, Jakobsmuscheln, Krabben, Muscheln, Sardellen/Anchovis, Sardinen, Shrimps, Thunfisch | jegliche Sorten von Fleisch (Geflügel, Lamm, Rind, Schwein) und Fisch sowie Eier aus Massentierhaltung, in der Getreide, Mais oder gentechnisch verändertes Soja als Futtermittel verwendet wird· |

| Lebensmittelgruppe | Lektinfreie Lebensmittel | Lektinhaltige Lebensmittel |
|---|---|---|
| Milch und Milchprodukte | aus Bioproduktion oder von weidegefütterten Tieren, am besten Ziege oder Schaf: Büffelmozzarella, Butter, Ghee, Kefir, Sahne, Sauerrahm, Schafskäse, Käse;<br>Kokosjoghurt, Kokosmilch, Pflanzenmilch wie Hirse-, Kokos-, Mandel- und Reisdrink | Kuhmilchprodukte aus Massentierhaltung (getreidegefüttert): Butter, Eiscreme, Hüttenkäse, griechischer Joghurt, Joghurt, Käse, Kefir, Milch, Quark, Ricotta, Sahne, Sauerrahm |
| Kräuter und Gewürze | alle Kräuter und Gewürze außer Chili, alle Essigarten (ohne Zuckerzusatz) | Chili |
| Fette und Öle | pflanzliche Öle und Fette wie Avocadoöl, Kokosöl, Leinöl, Macadamiaöl, Olivenöl, Rapsöl, Sesamöl, Walnussöl;<br>MCT-Fette und MCT-Öle | Erdnussöl, Maiskeimöl, Sojaöl, Sonnenblumenöl, Traubenkernöl |
| Extras, Zucker und Süßstoffe | Bitterschokolade (90 Prozent Kakaogehalt und höher), Kokoseis, Milch-Sahne-Eis (weniger als 1 Gramm Zucker);<br>natürliche Süßstoffe wie Erythrit, Inulin, Stevia, Xylit | zuckerhaltige Lebensmittel wie Cracker, Frühstücksgetreideflocken, Kekse, Milchschokolade; Süßigkeiten;<br>Agavendicksaft, Isoglukose, alle Arten von Sirup, Traubenzucker;<br>synthetische Süßstoffe wie Acesulfam, Aspartam, Saccharin, Sucralose und damit gesüßte Diätdrinks |

## Gemüse und Hülsenfrüchte

All unsere Gemüsesorten und Hülsenfrüchte gelten als wichtiger Bestandteil einer gesunden Ernährung und sollten regelmäßig auf dem Speiseplan stehen. Sie enthalten neben einer sehr großen Zahl gesundheitsfördernder sekundärer Pflanzenstoffe auch hochwertiges pflanzliches Eiweiß, viele Ballaststoffe sowie Vitamine und Mineralstoffe. Deswegen wird empfohlen, täglich mindestens drei Portionen zu essen – das entspricht circa 400 Gramm Gemüse.

Für viele von uns sind gerade die Nachtschattengewächse nur schwer aus den Speiseplänen wegzudenken. Tomaten, Auberginen, Zucchini, Paprika und Bohnen gehören einfach zum täglichen Essen dazu. Leider finden sich jedoch gerade in diesen und darüber hinaus in Mais, Gurken oder Kürbis viele Lektine. Und vor allem Bohnen, Sojabohnen, Erdnüsse, Erbsen und Linsen sind stark lektinhaltig. Es stellt sich nun die Frage, wie man diese Fakten unter einen Hut bringen kann. Einerseits werden Gemüse und Hülsenfrüchte als gesundheitsfördernd empfohlen, andererseits sollen die darin enthal-

### PFLANZEN HABEN EINE HEILENDE WIRKUNG

Wussten Sie schon, dass bereits der griechische Arzt Hippokrates unsere Nahrung als unser Heilmittel bezeichnet hat? Schon damals wusste man um die heilende Kraft der Pflanzen. So gibt es über 700 verschiedene Heilkräuter. Allein in Deutschland wachsen etwa 440 heimische Arzneipflanzen wie Kamille, Pfefferminze, Sanddorn, Fenchel, Johanniskraut oder Fingerhut. Knoblauch, Zwiebel und Bärlauch gelten als durchblutungsfördernd, Salbei tötet Keime und hilft bei Entzündungen im Mundraum, bitter schmeckende Obst- und Gemüsesorten wie Grapefruit oder Chicorée gelten als Blutzuckersenker. Diese Liste ließe sich endlos fortsetzen …

tenen Lektine krank machen? Die Antworten auf diese Frage sind eigentlich ganz einfach:

1. Auf die Auswahl kommt es an: Wie die Tabellen auf den Seiten 41 bis 43 zeigen, gibt es viele lektinfreie Gemüsesorten, die täglich mehrmals auf dem Speiseplan stehen dürfen.
2. Die Verarbeitung wirkt Wunder: Es gibt effektive Möglichkeiten, Lektine unschädlich zu machen. Lektine in Hülsenfrüchten werden ab einer Temperatur von 100 °C zerstört. Da Lektin in den Tomaten in Schale und Kernen sitzen, können Sie diese vor dem Verzehr entfernen. Selbiges gilt für Gurke oder Kürbis.
3. Die Dosis macht's: Verzehren Sie Hülsenfrüchte nur in Maßen, das heißt etwa ein- bis zweimal pro Woche in kleinen Mengen.
4. Die Verträglichkeit ist eine individuelle Sache: Finden Sie heraus, ob Sie lektinhaltige Gemüsesorten und Hülsenfrüchte gut vertragen. Wo liegt Ihre persönliche Toleranzschwelle?

Um es noch einmal zu verdeutlichen: Wenn Sie gesund sind, also keinerlei körperliche Beschwerden haben, weder unter Autoimmunerkrankungen noch unter Magen-Darm-Beschwerden leiden und dazu auch noch normalgewichtig sind, gibt es für Sie keinen Grund, auf Nachtschattengewächse und anderes lektinhaltiges Gemüse zu verzichten.

### Pak Choi

Der chinesische Senfkohl ist aus vielen Supermärkten mittlerweile gar nicht mehr wegzudenken. Kam er bisher meist in den Woks von Asia-Restaurants zum Einsatz, ist er mittlerweile auch in der heimischen Küche zu finden. Und das lohnt sich, denn schon 100 Gramm des Kohls können ein Viertel unseres Vitamin-C-Bedarfs decken. Auch sein Gehalt an B-Vitaminen – allen voran die Folsäure –, Eisen und Kalzium kann sich sehen lassen. Die Blattstiele von Pak Choi erinnern geschmacklich an Chinakohl, haben jedoch eine leicht scharfe Note. Die grünen Blätter schmecken dagegen eher mild.

### Pastinake

Als tolle Alternative zu Kartoffeln gilt die Pastinake, die vor allem von November bis Mai Saison hat. Das macht sie zu einem idealen Gericht für die kalte Jahreszeit. Sie ist reich an Kohlenhydraten, hat jedoch auch zahlreiche wertvolle Vitamine und Mineralstoffe wie Kalium, Folsäure, Vitamin B, Eisen und Kupfer. Pastinaken können vielseitig verwendet werden, zum Beispiel als Salat oder Suppe, gedünstet oder als gesunde Alternative zu Chips, wofür wir Ihnen auf Seite 47 ein leckeres Rezept vorstellen, das sich auch hervorragend auf andere lektinfreie Gemüsesorten anwenden lässt.

### Okraschoten

Diese Früchte des Eibischbaumes sind eine Kreuzung aus Zucchini und Peperoni. Im Geschmack erinnern Okraschoten an grüne Bohnen, sind mild, säuerlich und pikant. Sie eignen sich für Gemüsepfannen, Soßen und Eintöpfe.

## Soja und Sojaprodukte

In vielen Ländern hat Soja ein ähnliches Gentechnik-Schicksal ereilt wie Mais (siehe Seite 55). Der Anbau von gentechnisch manipuliertem Soja ist in der EU verboten – und dennoch essen wir es: Genmanipuliertes Soja steckt durch die Futtermittelindustrie auch in vielen Produkten wie Fleisch, Käse und Eiern. Durch den enormen Bedarf von Soja als Futtermittel beträgt die globale Anbaufläche für Soja in etwa 110 Millionen Hektar, das entspricht fast dem Dreifachen der Bundesrepublik Deutschland, etwa 90 Prozent davon sind gentechnisch verändert, um die Pflanzen immun gegen Unkrautvernichtungsmittel und andere Pestizide zu machen. Dieser Soja-Boom hat verheerende Folgen für die Umwelt, viele Wälder werden zerstört und die Gewässer werden durch erheblichen Pestizid- und Düngereinsatz verschmutzt. Ob gentechnisch veränderte Lebensmittel ein gesundheitliches Risiko für den Menschen mit sich bringen, ist leider noch nicht ausrei-

# Selbst gemachte Pastinakenchips

*Zubereitungszeit: 10 Minuten*

ZUTATEN
2 große Pastinaken
1 TL Salz
1 EL Olivenöl

ZUBEHÖR
Hobel oder großes Messer
1 Schüssel mit Deckel
Backpapier

1. Den Backofen auf 160 °C Umluft oder 180 °C Ober-/Unterhitze vorheizen. Ein Blech mit Backpapier auslegen.
2. Die Pastinaken waschen, abbürsten und trocken tupfen. Die Enden abschneiden und am besten mit einem Hobel oder alternativ mit einem Messer in dünne Scheiben hobeln oder schneiden. Die Pastinaken in eine Schüssel geben, Salz und Öl darüber verteilen und alles gut vermischen. Die Pastinakenscheiben gleichmäßig auf dem Blech verteilen, sie dürfen nicht zu sehr übereinanderliegen. Das Blech in den Backofen schieben und für 30 Minuten backen, bis die Chips anfangen anzubräunen, sich zu wellen und knusprig zu werden. Aus dem Ofen nehmen und sofort verzehren.

chend belegt. Bei Tieren, die gentechnisch veränderte Pflanzen als Futter bekommen hatten, wurden jedoch Veränderungen an Zellen, Zellkernen und Organsystemen beobachtet. Bei Mäusen, die mit Genmais gefüttert wurden, kam es zu deutlich erkennbaren Beeinträchtigungen der Fruchtbarkeit und Veränderungen im Immunsystem. Ein Einfluss auf den Menschen kann daher nicht ausgeschlossen werden. Soja findet nicht nur als Futtermittel, sondern auch als eiweißreicher Fleischersatz in der vegetarischen Ernährung Verwendung. Doch leider steht es nicht nur aufgrund der Genmanipulation in der Kritik. Es häufen sich auch die Ergebnisse diverser Studien, denen zufolge ein hoher Sojakonsum zu Schilddrüsenunterfunktionen führen und so den gesamten Stoffwechsel negativ beeinflussen kann. Zudem enthält Soja Lektine und auch sehr viel Phytinsäure, die mit einem erhöhten Risiko für Eisen- und Zinkmangel in Verbindung gebracht wird.

### Tofu aus Soja und Sojamilch

Die meisten Sojaprodukte sollten also in der lektinfreien Ernährung gemieden werden. So verhält es sich auch mit unfermentierter Sojamilch und mit Tofu aus Soja. Bei Tofu handelt es sich um ein Sojaprodukt, das durch eine bestimmte chemische Behandlung des Sojaeiweißes, Entwässerung und Zusammenpressen entsteht. Die Lektine werden dadurch leider nicht entfernt. Eine gute Möglichkeit, Tofu dennoch zu nutzen, lernen Sie unter dem Abschnitt »Nüsse und Samen« auf den Seiten 57 und 58 kennen, nämlich Hanftofu.

### Tempeh und Sojajoghurt

Es gibt trotzdem Möglichkeiten, Soja als eiweißreichen Fleischersatz in der lektinfreien Küche zu verwenden, nämlich in Form von Tempeh und Sojajoghurt. Dabei macht man sich wieder einmal den Fermentationsprozess zunutze. Bei der Tempeh-Herstellung werden die Sojabohnen zunächst gewaschen und geschält und dann mehrere Stunden in kaltem Wasser eingeweicht. Anschließend werden sie gekocht und mit einem Edelschimmelpilz beimpft und fermentiert. Der Fermentierungsprozess sorgt dafür, dass die gesamte Bohnenmasse mit einem weißen Pilz überzogen wird, wodurch die Bohnenmasse zu einem schnittfesten Produkt wird. Aufgrund dieses Bearbeitungsprozesses der Sojabohnen sind alle Lektine daraus verschwunden, sodass ein nährstoffreiches und lektinfreies Sojaprodukt entstanden ist. Tempeh können Sie anbraten, frittieren oder backen, es macht sich aufgrund seines milden, nussigen Geschmacks gut in Salaten, asiatischen Gerichten, lektinfreien Nudelgerichten, als Suppeneinlagen, Schnitzel oder in Gemüsepfannen. Achten Sie unbedingt auf gentechnikfreie Bioqualität. Bei der Herstellung von Sojajoghurt wird Sojamilch mit Milchsäurebakterien bedeckt, wodurch diese gerinnt und ein stichfestes, joghurtähnliches Produkt entsteht.

### Miso

Eine weitere interessante Möglichkeit, Soja wieder in den Speiseplan zu integrieren, ist Miso, eine würzige Paste aus Sojabohnen. Bei ihrer Herstellung werden die Sojabohnen über mehrere Stunden eingeweicht, ausgewaschen und gekocht und dann zusammen mit anfermentiertem Reis oder Getreide über einen Zeitraum von mindestens einem Jahr in Holzfässern gereift. Während dieser Reifezeit sorgen Milchsäurebakterien für die Gärung der Masse und den typischen Geschmack. Wie auch bei Tempeh und allen fermentierten Produkten überstehen die Lektine diesen langen Verarbeitungsprozess nicht, sodass Sie Miso problemlos verzehren können. Miso ist sehr proteinreich und die darin enthaltenen Milchsäurebakterien wirken sich günstig auf Magen und Darm aus. Wie Sie auf den Seiten 71 bis 73 noch erfahren werden, ist Fermentation eine hervorragende Möglichkeit, Lektine aus Lebensmitteln zu entfernen.

## Salate

Bei Salaten gibt es keinerlei Einschränkungen, denn Salat und jegliches Blattgemüse ist lektinfrei. Hier dürfen Sie bedenkenlos zugreifen. Grüner Salat bietet darüber hinaus auch die Vorteile, dass er sehr kalorienarm ist, viele Vitamine (A, B-Gruppe und C) aufweist und uns mit Nährstoffen wie Kalium, Kalzium, Eisen, Zink und Mangan versorgt. Salate müssen nicht immer nur als Beilage gegessen werden, Sie können Salat zum Beispiel auch in Smoothies unterbringen.

## Algen

Diese Pflanze gilt als das Superfood schlechthin. Algen liefern dem Körper einen hohen Anteil an Folsäure, Vitamin $B_{12}$ und leicht verwertbares Eisen. Ihr hoher Chlorophyllgehalt erhöht den Sauerstoffgehalt im Blut, die enzymatische Aktivität der Algen unterstützt den gesamten Stoffwechsel. Auch wird ihnen immunfördernde und antioxidative Wirkung zugeschrieben. Beim Kauf von Algenpräparaten achten Sie unbedingt auf kontrolliert biologische Erzeugung. Algen aus dem Meer sind leider, so wie auch unsere Fische und Meeresfrüchte, häufig mit Toxinen belastet.

### Nudeln aus Algen

Weizenfreie Nudeln sollten viel öfter auf unseren Speiseplänen stehen. Wie der Name schon sagt, bestehen die Algennudeln zu 100 Prozent aus Algen. Damit enthalten sie kaum Kohlenhydrate und nur halb so viele Kalorien wie normale Pasta. Zur Nährstoffversorgung kann die grüne Nudel mit Kalzium, Vitamin C und Eisen beitragen. Sie können die grünen Nudeln genauso wie die gewöhnlichen Nudeln kochen oder einweichen und mit allen Soßen kombinieren oder in Eintöpfen oder Suppen verwenden. Achten Sie jedoch unbedingt auf die Nachhaltigkeit und die kontrollierte Qualität der Produkte.

## Obst

Beim Obst haben wir das Glück, dass sich der Lektingehalt mit der Entwicklung der Pflanze verändert. So bleiben am Ende nur wenige Obstsorten übrig, deren Lektingehalt hoch bleibt. Dazu zählen

Melonen und Gojibeeren. Was sind die Aufgaben der Lektine im Obst? Wie bei anderen Pflanzen auch, dienen sie dem Obst zum Schutz der Pflanze während der Reifungszeit und dem Wachstum der Samen. Solange eine Frucht noch nicht reif und die Schale der Samen noch nicht fest ist, ist ihr Zuckeranteil noch niedrig und der Lektingehalt hoch. Dies macht sie ungenießbar, sie schmeckt nicht und kann uns Unwohlsein bescheren. Meistens erkennen wir das an der grünen Farbe der Frucht. Folglich ist der richtige Zeitpunkt zum Verzehr von Obst erst dann, wenn die Frucht reif ist. Dann sind die Schalen der Samen gehärtet, der Fruchtzuckeranteil genau richtig und der Lektingehalt gering. Wenn Sie auf Nummer sicher gehen möchten, wählen Sie Ananas, Orangen, Limetten und vor allem Avocados. Doch auch Bananen, Kirschen, Äpfel und Kiwis sind lektinarm. Da Obst sehr reich ist an gesundheitsfördernden sekundären Pflanzenstoffen, Vitaminen und Mineralstoffen, werden zwei Portionen Obst täglich empfohlen – aufgrund des erhöhten Fruchtzuckergehalts eine Portion weniger als beim Gemüse. Obst eignet sich sehr gut für das lektinfreie Frühstück oder als Snack zwischendurch.

### Avocado

Einen besonderen Stellenwert hat in der lektinfreien Kost die Avocado. Sie ist ein wahres Wunderpaket, denn sie ist prall gefüllt mit den Vitaminen $B_1$, $B_6$ und E, mit Folsäure, Kalium, Magnesium, Eisen, Kupfer und Lecithin. Avocados versorgen Gehirn und Nerven mit jeder Menge Energie und heben die Stimmung: Ihren schlechten Ruf als Kalorienbombe hat die Avocado zwar zu Recht (sie besteht zu mehr als 30 Prozent aus Fett), die ungesättigten Fettsäuren wirken sich jedoch positiv auf den gesamten Organismus aus. Auch ihre ballaststoffreichen Kohlenhydrate wirken beruhigend auf den Blutzuckerspiegel und machen satt, und die B-Vitamine bringen den Hirnstoffwechsel in Schwung. Avocado darf Ihren Speiseplan gerne täglich bereichern, sei es in Smoothies, Salaten, als Aufstrich oder einfach so mit etwas Salz und Pfeffer aus der Schale gelöffelt.

## Getreide und Getreideprodukte

Nahezu alle Getreidesorten wie Weizen, Dinkel, Roggen, Hafer und auch Pseudogetreide wie Kamut, Quinoa, Einkorn oder Bulgur sind lektinhaltig. Auch Vollkornreis, Wildreis, Buchweizen und Mais müssen hier genannt werden. Allen ist eins gemeinsam: Es sind Samen, aus denen Pflanzen wachsen, und sie besitzen eine Schale. Wie Sie bereits gelernt haben, sitzen genau dort die meisten Lektine. Zudem scheint es so, als stünden wir nun vor dem größten Übeltäter unter den Lektinen: Denn genau diese Getreidelektine sollen besonders aggressiv im Darm agieren und sind zudem offenbar auch noch relativ hitzestabil. Besonders Weizen steht hier in der Kritik.

Andererseits wird von ernährungswissenschaftlichen Fachgesellschaften und Getreidebefürwortern Vollkorngetreide unabhängig von der Getreideart als einschlägig gesundheitsfördernd empfohlen. Die Gründe sind vielseitig:

- Vollkorn enthält zahlreiche Nährstoffe, Mineralien und Vitamine.
- Ballaststoffe im Vollkorn sorgen für eine gute Verdauung und eine langfristige Sättigung.
- Vollkorn hält den Blutzucker stabil, da langkettige Kohlenhydrate langsam ins Blut übergehen.
- Nicht nur Diabetes mellitus, auch diverse kardiovaskuläre, also Herz und Gefäßsystem betreffende, Erkrankungen und manche Krebsformen lassen sich mit einer auf Vollkorn sowie auf Gemüse und Obst basierenden Kost heilen oder präventiv vermeiden.

So empfehlen Ernährungswissenschaftler vier Portionen Vollkorngetreideprodukte pro Tag.

## MACHT WEIZEN KRANK?

Das sagt die Wissenschaft zum Weizen:

- Bekannt ist, dass Gluten für Zöliakie verantwortlich ist, einer unheilbaren Erkrankung, bei der Bestandteile des Glutens eine entzündliche Erkrankung der Darmschleimhaut verursachen. Die einzig mögliche Therapie ist die lebenslange Meidung von glutenhaltigen Lebensmitteln. Interessanterweise tritt diese Erkrankung weltweit bei nur ungefähr 1 Prozent der Bevölkerung auf.

- Bekannt ist, dass auch viele Nicht-Zöliakie-Betroffene auf Gluten sensibel reagieren. Denn immer mehr Menschen berichten über Probleme bei der Verträglichkeit von Weizen. Dadurch sind zwei neue Krankheitsbilder entstanden: die Weizenallergie und die sogenannte Nicht-Zöliakie-nicht-Weizenallergie-Weizensensitivität, kurz Weizensensitivität oder Glutensensitivität. Dabei scheint das Beschwerdebild ähnlich wie bei Zöliakie: Betroffene klagen über Bauchschmerzen, Müdigkeit, Benommenheit, Kopfschmerzen und Hautausschlag, aber ohne Nachweis einer Weizenallergie oder einer Glutensensitivität. In Studien konnte aktuell herausgefunden werden, dass Weizensensitivität durchaus einen immunologischen Hintergrund haben kann.

- Bekannt ist, dass Weizenlektin die Darmschleimhaut von Nagetieren ernsthaft in Mitleidenschaft ziehen kann. Allerdings wurde dieser schädigende Effekt bislang nur im Tierversuch nachgewiesen. Solche Ergebnisse sind nicht ohne Weiteres auf den Menschen zu übertragen und die Versuchsanordnung entspricht nicht der einer normalen menschlichen Kost. In unserem Ernährungsalltag wird Weizenlektin weder pur noch in – auf das Körpergewicht umgerechnet – derartig großen Mengen verzehrt, wie dies in den Versuchen der Fall war.

### Weizen

Die Verunsicherung gerade um Getreide ist sehr groß. Wird ein hoher Kohlenhydratkonsum einerseits mit Übergewicht und Diabetes in Verbindung gebracht, werden nun häufig zwei Inhaltsstoffe aus dem Weizen genannt, die zusätzlich für Magen-Darm-Beschwerden und Autoimmunerkrankungen verantwortlich sein können. Hier geht es vor allem um das Klebereiweiß Gluten und das Weizenkeim-Agglutinin, ein Weizenlektin (WGA).

Trotz all dieser Vorteile sollen Weizengluten und Weizenlektine als Hauptübeltäter für das bereits ausführlich dargestellte Leaky-Gut-Syndrom verantwortlich sein und damit viele Autoimmunerkrankungen verursachen. Wissenschaftliche Quellen behaupten nicht nur, dass Weizen an Autoimmunerkrankungen schuld ist, er soll aufgrund seiner besonders aggressiven und unzerstörbaren Weizenlektine zudem den Muskelaufbau stören, Gelenkstrukturen angreifen, das Immunsystem schwächen und den Blutzuckerspiegel entgleisen lassen.

Weizen pauschal abzulehnen, ist unseres Erachtens der falsche Weg. Personen, die körperlich gesund sind, können Weizen am besten in Vollkornvarianten problemlos genießen. Wenn Sie allerdings das Gefühl haben, dass Ihnen Weizen und andere gluten- und lektinhaltige Getreidesorten nicht guttun, Sie beispielsweise häufig unter ungeklärter Müdigkeit, Brain Fog oder psychisch schlechtem Allgemeinbefinden leiden, ist es sicherlich sinnvoll, Lektine und/oder Gluten einmal durch alternative Getreidesorten zu ersetzen. Zumindest können Sie so feststellen, ob Sie persönlich wertvolle Hinweise für Ihren behandelnden Arzt oder Ihren Ernährungsberater geben können. Es gibt einige gluten- und sogar lektinfreie Mehlsorten wie Hirse, Sorghumhirse, Mandelmehl, Kokosmehl oder Kastanienmehl, aus denen mit ein wenig Übung Semmeln, Cracker oder Brot hergestellt werden können. Nicht lektin-, aber glutenfrei sind beispielsweise Amarant-, Quinoa-, Teff- oder Buchweizenmehl. Auch Basmatireis kann im Rahmen einer lektinfreien Ernährung gut verwendet werden.

## Mais

Einst gehörte Mais zu den Hauptgrundnahrungsmitteln weltweit. Leider ist der heutige Mais durch die Technik der genetischen Veränderung des Organismus (GVO) als brauchbare Nahrungspflanze in vielen Ländern der Welt zerstört worden. In der EU dürfen gentechnisch veränderte Nahrungsmittel offiziell und ohne Zulassung weder angebaut noch verkauft werden. Mais und maishaltige Produkte können im Magen-Darm-Trakt in starkem Maße zu Entzündungen führen, unter anderem wegen der darin enthaltenen Lektine. Auch ist Mais ein Nahrungsmittel, das Viren, Bakterien, Schimmel und Pilze nähren kann. Leider ist Mais auch in Form von Fruktose-Glukose-Sirup (siehe auch den Abschnitt »Isoglukose« auf Seite 66), in Zahnpasta oder glutenfreien Nahrungsmitteln anstelle von Weizen zu finden. Daher ist es wichtig, dass Sie immer auf die Zutatenlisten achten – und dann das Beste daraus machen. Es ist sicherlich eine Herausforderung, doch aus gesundheitlichen Gründen durchaus lohnenswert.

## Mandelmehl

Die bei der Herstellung von Mandelöl entstehenden Mandelreste werden getrocknet und gemahlen und ergeben ein entöltes Mandelmehl. Es ist sehr trocken und nimmt beim Anrühren von Teig viel Flüssigkeit auf. Mandelmehl eignet sich hervorragend zum Backen, zum Eindicken von Soßen, für Müslis oder als eiweißreiche Zutat für Smoothies.

## Maniokmehl

Eine Nutzpflanze, die schon vor der Entdeckung Amerikas als Nahrungsmittel von den Ureinwohnern verwendet wurde, ist die Maniokpflanze, aus deren Mehl Maniokmehl hergestellt wird. Es kann im Grunde wie Weizenmehl verwendet werden.

### Pfeilwurzmehl

Aus der Wurzel der Pfeilwurz wird Pfeilwurzmehl hergestellt. Es ist frei von Gluten und anderen Lektinen und kann gut mit anderen Mehlen gemischt werden. Es eignet sich zum Binden von Soßen, Suppen oder Puddings, Cremes, Desserts und vielem mehr.

### Sorghumhirse

Die gluten- und lektinfreie Getreideart Sorghumhirse ist ein wahres Kraftpaket, das unseren Körper mit Eisen, Eiweiß und Ballaststoffen versorgt. Botanisch ist sie eine Untergruppe der Hirse. Als Mehl kann Sorghum für die Produktion von diversen Backwaren wie Kuchen, Cookies, Keksen und Brot verwendet werden. Es ist angenehm mild im Geschmack, verleiht den Backwaren eine glatte Textur und ist leicht verdaulich.

### Shirataki-Nudeln

Die langen, weißen Shirataki-Nudeln werden auch als Wundernudeln (»miracle noodles«), Kajnok- oder Konjaknudeln bezeichnet. Sie werden aus Glucomannan hergestellt, einem Ballaststoff aus der Knolle der Teufelszunge oder Konjakwurzel. Diese wächst in Japan, China und Südostasien. Die Shirataki-Nudeln haben durch ihren einzigen Inhaltsstoff Glucomannan einige Vorteile: Sie haben kaum Kalorien und kaum Kohlenhydrate, sie unterstützen die Darmflora, machen lange satt und sollen bei der Gewichtsreduktion helfen.

### Shirataki-Reis

Ebenso wie die Nudeln beinhaltet Shirataki-Reis einzig den Ballaststoff Glucomannan. Der Reis besteht aus nahezu durchsichtigen kleinen Körnchen mit fester Struktur und ist somit nicht ganz so weich wie die Nudeln. Er enthält wie die Nudeln weder Weizen noch Soja und ist vollkommen glutenfrei. Shirataki-Reis kann überall dort verwendet werden, wo sonst herkömmlicher Reis eingesetzt wird.

### Süßkartoffel

Während die normale Kartoffel einen sehr hohen Lektingehalt aufweist, ist die Süßkartoffel dagegen eine hervorragende Alternative. Sie steckt voller Betacarotine und guten Kohlenhydraten und hat antientzündliche Wirkungen.

### Süßkartoffelmehl

Das Mehl der Süßkartoffel fügt den Backwaren einen leicht süßen Geschmack hinzu und bindet die Feuchtigkeit sehr gut. Es kann aber auch als Verdickungsmittel benutzt werden.

## Nüsse und Samen

Einen besonderen Stellenwert in der lektinfreien Ernährung haben Nüsse und Samen, denn sie sind nicht nur eine gute Quelle für gesunde Fettsäuren und Energie, sondern auch für Eiweiß, Kohlenhydrate, Ballaststoffe, Magnesium und Folsäure. Lediglich auf Kürbiskerne, Sonnenblumenkerne, Erdnüsse und Cashewkerne sollten Sie verzichten. Die Tabelle auf Seite 42 gibt Ihnen einen Überblick über die Vielfalt an lektinfreien Nüssen und Samen.

### Hanfsamen

Die kleinen Hanfsamen sind wahre Eiweißbomben. Doch auch ihr Anteil an Vitamin $B_1$, $B_2$, E, Kalzium, Magnesium, Kalium und Eisen ist erwähnenswert. Hanfsamen können Sie Ihren Teig- und Backwaren hinzugeben. Sie können sie aber auch einfach über den Salat streuen.

### Hanftofu

Eine hervorragende und gesunde Alternative zu Tofu aus Soja und damit ein toller Fleischersatz ist Hanftofu. Er ist natürlich genauso reich an Eiweiß und den anderen Nährstoffen wie der Hanfsamen an sich. Interessant ist er zudem aber deswegen, weil er praktisch keine allergenen Stoffe enthält und sehr leicht verdaulich ist. Ein weiterer Vorteil ist, dass er keine Lektine und auch keine Phytinsäuren wie Soja besitzt und somit bei chronischen Erkrankungen des Immun- und Verdauungssystems bestens geeignet ist. Doch nicht nur das, Hanftofu gelangt bei uns nur als geprüftes Bioprodukt in den Handel.

### Macadamianüsse

Die Macadamianuss wird auch als Königin der Nüsse bezeichnet. Sie besitzt einen sehr hohen Fettgehalt von 75 Prozent, von denen wiederum 80 Prozent ungesättigte Fettsäuren sind. Diese wirken sich positiv auf unser Herz-Kreislauf-System aus. So soll beispielsweise bereits der Verzehr von zehn Macadamianüssen täglich den Cholesterinspiegel innerhalb von vier Wochen deutlich senken. Da die Nüsse jedoch mit 700 Kilokalorien pro 100 Gramm sehr viel Energie haben, sollten Sie die Nüsse nur in Maßen genießen.

## Fleisch, Fisch und Meeresfrüchte

Insgesamt ist es leider so, dass wir heutzutage viel zu viel Fleisch essen, was nicht nur Auswirkungen auf unsere Gesundheit, sondern auch auf unser ganzes Ökosystem hat. Der hohe Fleisch- und Wurstkonsum geht bewiesenermaßen mit vielen unserer Volkskrankheiten einher und erst kürzlich hat die Weltgesundheitsorganisation eine offizielle Stellungnahme zum Zusammenhang zwischen dem Verzehr von rotem Fleisch und Krebs herausgebracht. Schränken Sie daher unbedingt den Fleischkonsum ein. Eine bis maximal drei Portionen Fleisch und Wurst pro Woche sind völlig ausreichend. Auch im Hinblick auf Lektine lohnt sich ein Umdenken. Für ein schnelleres Wachstum werden Tiere in konventioneller Tierhaltung – die oft leider alles andere als artgerecht ist – mit Kraftfutter wie Getreide, Soja oder Mais gefüttert. Dadurch können nicht nur alle Arten von Chemikalien und Antibiotika, sondern auch die im Futter enthaltenen Lektine ins Fleisch gelangen. Diese erreichen den Blutkreislauf des Tieres, sodass zum Zeitpunkt der Schlachtung sehr hohe Lektinkonzentrationen im Fleisch vorhanden sein können, die wir wiederum über den Verzehr aufnehmen. Fleisch von grasgefütterten Tieren ist auch bekannt unter dem Begriff »Weidefleisch«. Diese Tiere werden artgerecht gehalten, dürfen ihr Leben auf der Weide verbringen und sich ausschließlich von Gräsern oder Blumen ernähren. Indem Sie beim Kauf von tierischen Produkten also auf artgerechte Tierhaltung und Fütterung achten, erhalten Sie eine bessere Fleischqualität sowie ein gesünderes Produkt. Am besten erkundigen Sie sich beim Metzger Ihres Vertrauens oder beim Bauern in Ihrer Nähe.

Fisch und Meeresfrüchte sind lektinfrei und daher Teil des lektinfreien Ernährungsplans. Sie liefern wertvolle Omega-3-Fettsäuren, die unter anderem für unsere Gehirnfunktion wichtig sind (mehr dazu erfahren Sie bei den Fetten und Ölen), sowie hochwertiges Eiweiß. Aus Gründen der Nachhaltigkeit und auch aufgrund des Zustandes unserer Meere raten wir, den Fischkonsum möglichst einzuschränken und auf die Herkunft zu achten. Leider nutzt der Mensch das Meer als Müllhalde und die Meere sind unendlich überfischt. Neben Giften, Quecksilber und anderen Schwermetallen machen etwa 60 bis 80 Prozent des Mülls im Meer Plastik aus. Diese Gifte gelangen über die Nahrungskette auch in den Fisch und die Meeresfrüchte, die wir essen. Gerade Thunfisch zählt zu einer der am höchsten mit Quecksilber und anderen Schwermetallen belasteten Fischsorten. Meeresfrüchte sollten aus genannten Gründen ebenfalls selten auf dem Speiseplan stehen. Auf Meeresfisch zu verzichten ist leicht, hier können Sie auf Seefisch oder Fisch aus heimischer Züchtung zurückgreifen. Die Umweltstiftung World Life Fund for Nature (WWF) bietet auf ihrer Website einen sehr ausführlichen »Einkaufsratgeber Fisch« an, der Sie bei der Auswahl unterstützen kann.

## Milch und Milchprodukte

In einer lektinfreien Ernährung empfehlen wir Ihnen, hauptsächlich Ziegen- und Schafmilchprodukte zu verwenden. Wenn Sie Kuhmilchprodukte nutzen möchten, sollten Sie unbedingt auf die Herkunft und die Qualität achten. Hier gilt natürlich Selbiges wie für die Herkunft des Fleisches. Milch und Milchprodukte sollten von weidegefütterten Tieren aus artgerechter Tierhaltung stammen. Doch warum ist das so? Einerseits gelangen die bereits erwähnten Schadstoffe, Chemikalien und Antibiotika nicht nur ins Fleisch, sondern auch in die Milch. Doch darüber hinaus gibt es noch einen weiteren sehr interessanten Aspekt, der unter Wissenschaftlern diskutiert wird. Dazu müssen wir allerdings wieder einmal in der Chemie etwas weiter ausholen: In der Milch verschiedener Kuhrassen gibt es zwei verschiedene Milcheiweißarten: Casein A1 und Casein A2. So lässt sich Milch also in A1-Milch und A2-Milch einteilen. Casein besteht aus einer sehr langen Kette von über 200 Aminosäuren. Der Unterschied zwischen der A1- und der A2-Milch liegt allein an einer einzigen Position dieser langen Kette. An Position 67 sitzt bei A2 eine Aminosäure namens Prolin, während die A1-Milch hier Histidin enthält. Dieser kleine, feine Unterschied hat zur Folge, dass sich A1-Milch und A2-Milch in unserem Verdauungssystem unterschiedlich verhalten. So wird in der A1-Milch, anders als bei der A2-Milch, die Kette der Aminosäuren so aufgespalten, dass dabei ein lektinähnliches Protein entsteht, das Beta-Casomorphin 7. Dieses Beta-Casomorphin 7 soll nun, wie alle Lektine, eine Reihe von negativen Einflüssen auf den Menschen haben, unter anderem auf den Verdauungstrakt und das Immunsystem. Auch werden ihm Zusammenhänge mit Diabetes Typ 1 nachgesagt, da genau dieses Protein die insulinproduzierenden Betazellen in der Bauchspeicheldrüse angreift. Wir haben diese Attacke auf die Betazellen im ersten Kapitel auf Seite 33 bereits erwähnt. Nun ist es so, dass es tatsächlich von der Rasse der Kuh abhängt, ob diese A1- oder A2-Milch produziert wird. Da A1-Kühe robuster sind und mehr Milch produzieren, werden sie von vielen Bauern bevorzugt, und so produziert der Großteil der europäischen und amerikanischen Rinder, deren Milch heute im Handel landet, die lektinhaltige A1-Milch. Südeuropäische Kühe, Ziegen und Schafe dagegen produzieren überwiegend A2-Milch. In den USA wird Milch bereits entsprechend deklariert, sodass der amerikanische Verbraucher bewusst auswählen kann. Bei uns ist dies bisher noch nicht der Fall, da europäische Wissenschaftler die Thesen noch nicht als eindeutig gesichert ansehen. So ist es sicherlich zu begrüßen, dass sich Mediziner mit dem Zusammenhang zwischen Milch und Zivilisationskrankheiten auseinandersetzen, doch bis diese Theorien vollständig bewiesen sind und die Milch womöglich deklariert wird, bleibt Ihnen als Verbraucher nichts anderes übrig, als mithilfe dieser Informationen nun selbst zu entscheiden. Unser Tipp: Um sicherzugehen, verwenden Sie am besten biologisch erzeugte Schaf- und Ziegenmilchprodukte, denn diese enthalten auf jeden Fall A2-Casein. Alternativ gibt es auch Pflanzenmilch, mit der Sie herkömmliche Milch ersetzen können. Lektinfrei sind zum Beispiel Reis-, Hirse- oder Mandelmilch.

### Büffelmozzarella

Im Vergleich zum Kuhmilchmozzarella weist Büffelmozzarella mehr Eiweiß und Eisen und weniger Cholesterin auf. Leider geht die Produktion dieses italienischen Premiumprodukts oft mit großem Tierleid einher, ähnlich wie auch in der konventionellen Rinder- und Milchproduktion. Auch hier gilt, unbedingt auf die Herkunft zu achten, denn es gibt zwischenzeitlich viele Betriebe, die auf artgerechte Tierhaltung achten.

### Kokosmilch

Sie erhalten Kokosmilch in jedem gut sortierten Supermarkt, in Milchtüten oder auch in Dosen. Sie ist etwas cremiger als normale Milch und kann daher wunderbar als Sahneersatz, in Soßen oder auch Smoothies verwendet werden. Achten Sie darauf, 100-prozentige Kokosmilch zu kaufen, und verzichten Sie auf gezuckerte Varianten und solche mit Verdickungsmitteln oder schwefelhaltigen Konservierungsmitteln und E-Stoffen.

# Selbst gemachter Kokosjoghurt

*Zubereitungszeit: 10 Minuten*

ZUTATEN

800 ml Biokokosmilch aus der Dose (kein Kokosdrink oder Kokoswasser!)

1–1,5 TL Agar-Agar (pflanzliche Gelatine, die aus Meeresalgen gewonnen wird)

Joghurt-Starterkulturen

ZUBEHÖR

Joghurtmaschine oder -bereiter

Schraubgläser

1. Kokosmilch in eine Schüssel oder einen Mixer geben und gut verrühren, sodass sich der weiße Teil, der sich meist oben in der Dose absetzt, mit dem restlichen Kokoswasser verbindet.
2. 100–200 ml Kokosmilch abtrennen, in einem Topf mit Agar-Agar mischen, für mindestens 2 Minuten aufkochen lassen und verrühren. Die aufgekochte Kokosmilch wieder mit der restlichen Kokosmilch verrühren. Optional können 150–200 ml Wasser hinzugegeben werden, um den Behälter der Joghurtmaschine bis oben hin zu füllen. Wer seinen Joghurt stichfester und cremiger mag, kann auf das Wasser verzichten.
3. Nun die Joghurt-Starterkulturen (nach Anleitung für 1 Liter) zur Masse hinzugeben und gut umrühren. Die Temperatur ist von den Kulturen abhängig, manchmal werden 38 °C empfohlen, manchmal dürfen es auch Temperaturen zwischen 43 und 45 °C sein. Beachten Sie dazu unbedingt die Anleitung auf der Packung, denn wenn die Temperatur zu hoch ist, können die Joghurtbakterien absterben. Anschließend alles in eine Joghurtmaschine füllen und diese für 12–18 Stunden stehen lassen. Je kürzer die Fermentierzeit, desto milder, aber auch flüssiger wird der Kokosjoghurt. Je länger, umso säuerlicher wird der Joghurt.
4. Nach abgelaufener Zeit den Kokosjoghurt einmal gut durchrühren. Die Masse im Behälter oder in Gläser abgefüllt in den Kühlschrank stellen, damit er fest wird. Der Kokosjoghurt ist 5–7 Tage im Kühlschrank haltbar. Den Joghurt immer mit einem sauberen Löffel entnehmen.

### Kokosjoghurt

Eine leckere, lektinfreie und darüber hinaus auch noch vegane Alternative zu Joghurt aus Kuh- oder Ziegenmilch ist Kokosjoghurt. Es gibt ihn fertig zu kaufen, hier sollten Sie jedoch auf unnötige Zuckerzusätze achten. Wenn Sie eine Joghurtmaschine zu Hause haben, können Sie ihn aber auch selbst aus nur drei Zutaten herstellen: Kokosmilch, Agar-Agar und Joghurt-Starterkulturen.

## Kräuter und Gewürze

Bei Kräutern, Gewürzen und auch allen Essigarten dürfen Sie bedenkenlos zugreifen. So sind außer der Chilischote, die zu den Nachtschattengewächsen zählt, alle Gewürze aus dem Gewürzregal erlaubt. Insbesondere Petersilie, Minze oder Basilikum, aber auch Oregano, Thymian, Rosmarin, Curry oder Kurkuma verleihen vielen Gerichten eine herrliche Note und helfen gleichzeitig, Salz einzusparen.

## Fette und Öle

Ungesättigte, pflanzliche Fette und Öle sind wertvolle Lieferanten für Energie (1 Gramm Fett liefert 9 Kilokalorien), lebenswichtige Fettsäuren wie Omega-3- und Omega-6-Fettsäuren und fettlösliche Vitamine. So haben vor allem die Omega-3-Fettsäuren eine positive Wirkung auf unsere Blutfette und sind besonders für die Gehirnentwicklung wichtig. Sie sind Bestandteil all unserer Zellmembranen und damit auch unserer Nervenzellen, werden für die Produktion von Hormonen und Eiweißen benötigt und für die Vermeidung von Entzündungen. In der lektinfreien Kost, in der es ja darum geht, entzündliche Reaktionen im Körper zu heilen oder zu vermeiden, sind daher vor allem Avocado-, Oliven- und alle Arten von pflanzlichen Ölen und Fetten sowie MCT-Fette und MCT-Öle sehr empfehlenswert und sollten täglich verwendet werden. Erdnussöl, Maiskeimöl, Sojaöl, Sonnenblumenöl, Traubenkernöl, die aus lektinhaltigen Getreiden, Kernen und Nüssen gewonnen werden, sollten Sie hingegen eher meiden. Auch die gesättigten tierischen Fette sollten Sie unbedingt einschränken, da sie keinerlei Gesundheitsvorteile bieten, sondern im Gegenteil für Übergewicht, schlechte Blutfettwerte und Herz-Kreislauf-Erkrankungen verantwortlich sind.

### GESÄTTIGTE FETTSÄUREN STEIGERN DAS HUNGERGEFÜHL

In einer aktuellen Studie konnte gezeigt werden, dass gesättigte Fettsäuren, wie sie in tierischen Fetten wie Schmalz vorkommen, einen Einfluss auf das Hunger- und Sättigungszentrum haben. Die in den gesättigten Fettsäuren enthaltenen Lipopolysaccharide wandern über das Blut in das Hunger- und Sättigungssystem im Gehirn und steigern dort das Hungergefühl und den Appetit. Die Folge: Man isst noch mehr der ungesunden Fette.

## Avocadoöl

Entgegen dem Sonnenblumen- oder Maiskeimöl wird das Avocadoöl nicht aus den Samen der Pflanze, sondern aus dem Fruchtfleisch gewonnen. Es zeichnet sich durch einen hohen Gehalt (70 Prozent) an einfach ungesättigten Fettsäuren aus, was das Öl sehr hitzeunempfindlich und oxidationsunempfindlich macht. Leider ist der Gehalt an mehrfach ungesättigten Fettsäuren mit 15 Prozent nicht besonders hoch, aber die Vorteile des Öls überwiegen einfach. Unter anderem finden wir einen hohen Anteil an den fettlöslichen Vitaminen A, D, E und K, Mineralien wie Magnesium und Kalium sowie sekundäre Pflanzenstoffe wie Phytosterole und Carotinoide. Avocadoöl eignet sich in der Küche zum Kochen, Dünsten, Anbraten, für Marinaden oder Dressings.

## Ghee

Eine besondere Form der geklärten Butter, das Ghee, findet traditionell in der indischen Küche Verwendung. Es gibt verschiedene Herstellungsprozesse, bei dem durch mehrstündiges Kochen, Sieden und Abschöpfen des eiweißhaltigen Schaums am Ende nur noch die geklärte Butter, das Ghee, übrig bleibt. Es wird so bezeichnet, da es im Gegensatz zu Butter weder Eiweiß noch Milchzucker und nur sehr wenig Wasser enthält. Ghee ist unverzichtbarer Bestandteil in der ayurvedischen Heilkunst, wo es unter anderem zur Entgiftung eingesetzt wird. Es ist reich an fettlöslichen Vitaminen und guten Fettsäuren, wirkt entzündungshemmend und ist leicht verdaulich. Zudem hat es einen höheren Siedepunkt als Butter, weshalb es sich perfekt zum Braten eignet und der Mahlzeit dennoch ein ganz besonderes Butteraroma verleiht.

## MCT-Fette und -Öle

Insgesamt unterscheiden wir bei den Fettsäuren lang-, kurz- und mittelkettige Fettsäuren, die aufgrund ihres Aufbaus unterschiedliche Wirkungen haben. Die mittelkettigen Fettsäuren, also die MCT-Fette und -Öle, haben den Vorteil, dass sie im Verdauungsvorgang direkt vom Körper aufgenommen werden können und die Verarbeitung, Verdauung und Speicherung dieser Fette keinerlei Energie benötigt. Ihnen werden viele positive gesundheitliche Wirkungen wie Appetitreduktion und Gewichtsverlust, verbesserte geistige Leistungsfähigkeit, Schutz vor neurodegenerativen Erkrankungen (also Erkrankungen, bei denen das Nervensystem betroffen ist) sowie Schutz vor Krebs, Diabetes und Autoimmunerkrankungen zugeschrieben. In der Natur kommen die MCT-Fette nur in Kokosfett und in Palmkernöl vor. Um sie in Produkten wie Margarinen oder anderen Spezialprodukten einzusetzen, werden MCT-Fette in der Regel synthetisch aus Kokosfett hergestellt.

## Extras, Süßigkeiten, Zucker und Süßstoffe

Dass Zucker ungesund ist, ist weitgehend bekannt. Zu viel Zucker, sei es Haushaltszucker, Fruchtzucker oder jegliche Arten von Sirup, schadet den Blutgefäßen und sind Risikofaktor Nummer eins für Übergewicht, Diabetes und Herz-Kreislauf-Erkrankungen. Sehr vielen verarbeiteten Produkten wird Zucker zugesetzt, ohne dass es der Verbraucher auch nur ahnt. Seien Sie daher sehr aufmerksam und prüfen Sie unbedingt immer die Zutatenlisten. Da es für Zucker sehr viele unterschiedliche Begriffe gibt, lohnt es sich, sich damit einmal zu befassen. Eine Faustregel lautet: Alle Begriffe, die auf -ose oder -sirup enden, und auch Malzextrakt oder -dextrin sind Zuckerarten.

### Isoglukose

Seit dem 1. Oktober 2017 ist in Europa ein neues Süßungsmittel erlaubt, die sogenannte Isoglukose, ein fruktosehaltiger Maissirup. In den USA kommt dieser Süßmacher schon seit Jahren zum Einsatz. Jetzt darf er leider auch in Europa Produkten zugesetzt werden und könnte daher in Zukunft in vielen Softdrinks, Süßigkeiten, Joghurts und anderen Lebensmitteln landen. Isoglukose ist für die Wirtschaft insofern interessant, da die Herstellung um 40 Prozent billiger ist als die von Zucker. Sie wird aus der Stärke von Mais, Getreide und Kartoffeln gewonnen. Doch was die Industrie freut, erschreckt Ernährungswissenschaftler und Mediziner. Im Abschnitt zu Getreide und Getreideprodukten auf Seite 55 sind wir bereits detailliert auf die Auswirkungen von Maisprodukten im menschlichen Körper eingegangen. Daher ist es umso dramatischer, dass der bei uns ohnehin schon sehr kritische Glukosesirup in verarbeiteten Lebensmitteln durch die noch gesundheitsschädlichere, aber billigere Isoglukose ersetzt werden könnte und damit der bereits viel zu hohe Zuckerkonsum noch weiter ansteigen könnte.

### Synthetische Süßstoffe

Süßstoffe an sich sind nicht lektinhaltig, doch in unseren Augen haben sie keinen Stellenwert im Rahmen einer gesunden, ausgewogenen Ernährung. Süßstoffe sind mit wenigen Ausnahmen immer synthetisch hergestellte Produkte, die die Süße nur vortäuschen und für unseren Körper keinen Nährwert haben, sondern sogar eher gesundheitsschädigend wirken. Aspartam beispielsweise gilt zwar offiziell als unbedenklich, ist jedoch sehr umstritten, da es mit Kopfschmerzen, Krämpfen, Sehstörungen oder anderen Missempfindungen in Verbindung gebracht wird. Auch Acesulfam K gilt offiziell als unbedenklich, doch bei Mäusen wurden bei zu hoher Dosierung Erbgutveränderungen festgestellt. Und Saccharin wird aus einem stark giftigen Lösungsmittel namens Toluol hergestellt, in dem man in Abbauprodukten des Süßstoffs über 30 Verunreinigungen festgestellt hat. Auch die Tatsache, dass für Süßstoffe Höchstverzehrsmengen festgelegt werden müssen und man bei Kindern von einem Süßstoffverzehr europaweit offiziell abrät, sollte zu denken geben. Aus diesem Grunde raten wir von einem regelmäßigen Süßstoffverzehr eindeutig ab.

### Natürliche Süßungsmittel – Stevia, Erythrit, Xylit und Insulin

Stevia wird aus der Steviapflanze gewonnen, die auch als Süßkraut oder Honigkraut bekannt ist. Es hat eine 200- bis 300-fach süßere Wirkung als Zucker und ist praktisch kalorienfrei. Da es ein natürliches Süßungsmittel ist, ist es unseres Erachtens eine sinnvollere Variante als die synthetischen Süßungsmittel, doch auch hier sollte die Höchstverzehrsmenge von 4 Milligramm (mg) pro Kilogramm (kg) Körpergewicht nicht überschritten werden. Erythrit und Xylit sind zwei Zuckeralkohole, die als sehr kalorienarme und zahnfreundliche Zuckeralternativen gelten, denn sie sind nicht kariogen, sondern sollen sogar Bakterien blockieren, den Speichelfluss anregen und damit die Remineralisierung des Zahnschmelzes fördern. Erythrit wird natürlich mittels Fermentation aus Maisstärke gewonnen und ist damit lektinfrei. Xylit wird zu 95 Prozent aus Buchenholz und anderen Hölzern gewonnen. Inulin ist ein recht neues Süßungsmittel, das bisher eher als unverdaulicher Ballaststoff in Gemüsesorten wie Topinambur, Spargel, Artischocken oder Chicorée für seine blutzuckersenkende Wirkung bekannt ist. Interessanterweise sind alle diese Gemüsesorten lektinfrei. Da Inulin Süßkraft besitzt, wird es inzwischen vielen Produkten anstelle von Zucker zugesetzt. In Form von Pulver ist Inulin auch im Reformhaus oder im Drogeriemarkt erhältlich.

### Bitterschokolade

Mit einem Kakaoanteil von über 80 Prozent zählt Bitterschokolade eindeutig zu den gesunden Naschereien, denn hier können Sie gleichzeitig Körper und Seele etwas Gutes tun. Erstens enthält Kakao Tryptophan, was ein Vorläufer des Botenstoffs und Glückshormons Serotonin ist. Somit ist Bitterschokolade ein natürliches Antidepressivum. Des Weiteren enthält Kakao Flavonoide, die eine Schutzwirkung auf das Herz-Kreislauf-System haben, die Gefäßfunktionen verbessern und ein Verklumpen von Blutplättchen verhindern. Sind die Flavonoide in der dunklen Schokolade damit vielleicht sogar ein Gegenspieler der Lektine? Diese Frage ist nicht wissenschaftlich erforscht, doch wäre die Antwort darauf sicherlich sehr interessant ...

## SO WERDEN LEKTINE UNSCHÄDLICH

Dass Lektine durch verschiedene Zubereitungsmethoden unschädlich gemacht werden können, ist eine beruhigende Nachricht. Es ist zwar noch nicht vollständig geklärt, wann und wie genau Lektine deaktiviert werden können, weil dies vermutlich von mehreren Faktoren abhängig ist, wie Reifezustand des Lebensmittels oder Zubereitungsart, doch es gibt einige Methoden, die sich als sehr effektiv bewährt haben.

## Möglichkeit 1: Einweichen

Bei Hülsenfrüchten und Bohnen sowie bei Reis lohnt es sich, das Lebensmittel einzuweichen. Durch Einweichen von getrockneten Hülsenfrüchten wird das darin enthaltene Phasin herausgelöst. Beim Reis werden nicht nur Lektine gelöst, sondern gleichzeitig das natürlich darin vorkommende Arsen. Sogar bei bereits gekochten Bohnen aus Dosen lohnt sich vorsorgliches Einweichen und Kochen: Da Sie nicht wissen, wie lange die Bohnen vorgekocht wurden, können Sie damit den Gehalt von Lektin noch weiter reduzieren.

1. Weichen Sie frische Bohnen, Hülsenfrüchte und Vollkornreis für circa 8 bis 12 Stunden ein. Tauschen Sie das Wasser am besten alle 2 bis 3 Stunden aus.
2. Nach der Einweichzeit gießen Sie die Bohnen und Hülsenfrüchte ab und kochen diese ausreichend lang in frischem Wasser (mindestens 30 Minuten, je nach Sorte).
3. Das Kochwasser gießen Sie wieder ab und spülen das Kochgut mit frischem Wasser nach. Nun steht einem nahezu lektinfreien Genuss von Bohnen und Hülsenfrüchten nichts mehr im Weg.

## Möglichkeit 2: Kochen im Dampfdruckkochtopf

Durch den hohen Druck und die hohe Temperatur in einem Dampfdrucktopf (auch Schnellkochtopf genannt) sind die Speisen in viel kürzerer Zeit fertig als beim normalen Kochprozess. Und das Beste daran ist, dass Lektine diesem Druck und der hohen Temperatur nicht standhalten können und vollständig zerstört werden. Somit können Sie alle Bohnen, Linsen, Kartoffeln und auch Pseudogetreide wie Amarant oder Quinoa garen, vergessen Sie jedoch auch hier das vorherige Einweichen nicht. Sie sehen, ein Schnellkochtopf ist für einen lektinfreien Lebensstil eine lohnenswerte Anschaffung.

## Möglichkeit 3: Ausreichend langes Kochen

Wenn Sie keinen Schnellkochtopf zu Hause haben, können Sie durch langes Kochen einen Großteil der Lektine zerstören. Eine Garzeit von mindestens 15 Minuten macht Lektine komplett unschädlich. Dies gilt auch für die grünen Bohnen, die als Delikatesse immer wieder gern nur halb gegart oder auch roh verzehrt werden. Achten Sie während der gesamten Kochzeit darauf, dass das Kochwasser durchgängig siedet, also nahezu sprudelnd kocht.

## Möglichkeit 4: Keimen lassen

Eine weitere Möglichkeit, Lektine in Bohnen, Samen und Körnern zu reduzieren, ist es, diese keimen zu lassen. Dies braucht etwas Zeit und Muße, doch der Effekt ist groß. Bei Bohnen, Samen und Körnern befinden sich die Lektine in der Schale, und wenn die Samen zu keimen beginnen, wird die Schale metabolisiert, also verstoffwechselt, wobei die Lektine eliminiert werden. Doch nicht nur das, insgesamt werden durch den Keimungsprozess die Samen und Körner in ihrer Struktur grundlegend verändert. So werden sie weich und bekömmlich und wahre Vitalstoff-Kraftwerke, die sehr reich sind an aktiven Enzymen, wertvollen Antioxidantien und anderen Vitalstoffen. Zu Hause können Sie Ihre Samen und Körner relativ einfach selbst keimen lassen. Entweder kaufen Sie sich im Fachhandel Sprossengläser oder legen die Körner an einem hellen Ort auf einem Teller mit wassergetränkter Watte oder Küchenrolle auf. Wichtig ist, dass die Sprossen immer feucht bleiben, aber nicht zu nass sind. Wenn Sie die Sprossen regelmäßig befeuchten und überschüssiges Wasser abschütten, werden nach wenigen Tagen die ersten Keime sprießen. Gönnen Sie den Sprossen einige Tage bis maximal eine Woche Wachstum, so werden die Lektine vollständig verstoffwechselt.

## Möglichkeit 5: Schälen

Viele Lektine befinden sich in den Samen und der Schale einer Pflanze. Werden Früchte und Gemüsesorten vor dem Verzehr also geschält, enthalten sie logischerweise ebenfalls weniger Lektine. Auch das Entfernen der Samen aus Paprika und Tomaten geht schnell von der Hand. Leider gehen in diesem Falle allerdings einige Vitamine und Antioxidantien verloren, die sich in und knapp unter der Schale befinden. Hier gilt es, abzuwägen.

## Möglichkeit 6: Fermentieren

Das Fermentieren ist eine traditionelle Art, um Lebensmittel haltbar zu machen. Man macht sich dabei Milchsäurebakterien zunutze, welche sich besonders gerne in einer salzhaltigen Flüssigkeit ansiedeln, in der ein Lebensmittel, zum Beispiel Kraut, eingelegt ist. Die Milchsäurebakterien verstoffwechseln die Faser- und Ballaststoffe des Gemüses und produzieren dabei Milchsäure und viele weitere Stoffe wie etwa die Vitamine A, B, C und K sowie verschiedene Mineralstoffe. Die saure Salzlake verhindert zudem, dass sich Krankheitserreger oder andere Keime ansiedeln können. Dies hat den Vorteil, dass das Gemüse länger haltbar bleibt. Auch für die gesamte Darmflora sind die Milchsäurebakterien von großem Nutzen: Sie zersetzen die schwer verdaulichen Ballaststoffe der eingelegten Gemüsesorten in kürzere Bausteine, was fermentiertes Gemüse sehr bekömmlich macht. Doch darüber hinaus wirken sie darmregulierend und entzündungshemmend und sie zerstören nahezu alle Lektine.

# So fermentieren Sie Gemüse selbst

Fermentieren können Sie in der Regel jegliches Gemüse, das roh essbar ist. Lediglich Blattsalate und Spinat sind nicht geeignet, da sie nicht gut gären. Der Fermentierungsprozess ist bei jedem Gemüse gleich, wichtig ist das richtige Mengenverhältnis zwischen Gemüse und Salzlake: 20 Gramm Salz (1 gehäufter Esslöffel) auf 1 Kilo Gemüse. Sie können dem zu fermentierenden Gemüse Gewürze und Kräuter oder Obst hinzugeben, ganz nach Belieben. Wichtig ist, in gut verschließbaren Einmachgläsern zu fermentieren. Da die Milchsäurebakterien nur in einem anaeroben Raum arbeiten, also ohne Sauerstoff, darf während des Fermentationsprozesses keine Luft an das Fermentationsgut kommen.

ZUTATEN FÜR FERMENTIERTES ROTKRAUT MIT MEERRETTICH
1 kg Rotkohl
80 g Meerrettich
½ Apfel (z. B. Boskop)
1 geh. EL unraffiniertes Meersalz

ZUBEHÖR
Einmachgläser
große Schüssel
Reibe, großes Messer

1. Kohl und Meerrettich waschen und in feine Streifen schneiden oder mit einer Reibe in eine große Schüssel reiben. Den Apfel schälen, ebenfalls reiben und dazugeben. Mit dem Salz vermischen und gut durchkneten, bis Flüssigkeit austritt.
2. Die Kohl-Meerrettich-Mischung in Gläser füllen. Wichtig ist, dass Sie jede eingefüllte Schicht gut nach unten drücken, damit das Gemüse unterhalb der Lake bleibt. Lassen Sie im Glas nach oben hin etwas Platz, damit sich das Ferment ausbreiten kann. Die Lake muss das Gemüse vollständig bedecken. Nur was unterhalb der Salzlake ist, wird fermentiert.
3. Die Gläser luftdicht verschließen und zwei Tage bei Raumtemperatur stehen lassen. In dieser Zeit ist die Milchsäuregärung in vollem Gange. Danach sollten die Gläser etwas kühler lagern, beispielsweise in einem Hausflur oder einem kühlen Kellerraum. Der Kühlschrank wiederum wäre zu kalt.

**Hinweis:** Die Gläser sollten am besten sechs Wochen ruhig stehen, dann können sich die Wirkung und das Aroma dieses darmfreundlichen Lebensmittels voll entfalten.

## FERMENTIERTES GEMÜSE AUS DER DOSE IST WERTLOS

Sauerkraut aus der Dose oder dem Glas wird in der Regel bereits vor der Herstellung erhitzt. Dadurch werden die wertvollen Milchsäurebakterien abgetötet und Vitamine zerstört. Um den Vorteil des fermentierten Gemüses nutzen zu können, sollte es also roh gegessen werden. Darum lohnt es sich durchaus, Gemüse selbst zu fermentieren. Manche Naturkostläden, Feinkostgeschäfte oder Hofläden bieten noch den Verkauf von frischem Sauerkraut an.

# DER 4-WOCHEN-PLAN

Es ist an der Zeit, das neue Wissen mit dem 4-Wochen-Plan in die Tat umzusetzen. Das Gute an dieser Ernährungsumstellung: Es ist keine Diät im klassischen Sinn, Sie können so viel essen, wie Sie möchten. Das Beste: Sie werden deutliche Verbesserungen Ihrer Beschwerden spüren und sich womöglich seit Langem wieder gesund fühlen. Sind Sie bereit? Dann lassen Sie uns starten!

# DIE VORBEREITUNG AUF DEN LEKTINFREIEN ERNÄHRUNGSPLAN

Sie haben nun zwei Möglichkeiten, abhängig von Ihrem Gesundheitszustand: Wenn Sie gesundheitlich keine Probleme haben, aber präventiv den Lektingehalt in Ihrer Nahrung reduzieren möchten, ist die beste Möglichkeit, die Lektine weitgehend unschädlich zu machen. Dazu helfen Ihnen all die Tipps, die wir auf den Seiten 69 bis 73 erwähnt haben. Sollten Sie jedoch an einer oder gar mehreren Erkrankungen, unspezifischen Darmbeschwerden, Kopfschmerzen oder einer Autoimmunerkrankung leiden, die mit dem Lektinverzehr in Verbindung stehen könnten, empfehlen wir Ihnen, über einen gewissen Zeitraum vollständig lektinfrei zu leben. Dazu finden Sie ab Seite 86 einen 4-Wochen-Plan, der Sie dabei begleitet. Wenn Sie sich strikt daran halten, können Sie bereits nach zwei bis vier Wochen Veränderungen verspüren, die Ihnen neue Lebensqualität schenken wird. Welche Lebensmittel lektinfrei sind und welche nicht, und was es bei den verschiedenen Lebensmittelgruppen zu beachten gibt, haben wir Ihnen in Kapitel 2 bereits ausführlich erläutert. Wenn Sie sich lektinfrei und darüber hinaus gesund und ausgewogen ernähren möchten, muss der Verzehr einiger Nahrungsmittel zunächst komplett vermieden oder zumindest eingeschränkt werden.

- Verzichten Sie vorerst auf alle Hauptlektinquellen wie Getreide, Hülsenfrüchte, Bohnen, Mais und Sojabohnen – nach etwa zwei bis drei Wochen dürfen Sie je nach Befinden entscheiden, diese wieder langsam einzuführen. Achten Sie dann allerdings konkret darauf, die Lektine vor dem Verzehr unschädlich zu machen.
- Verzichten Sie auf alle Zuckerarten und jegliche künstliche Süßstoffe, auch in Getränken.

- Verringern Sie den Konsum gesättigter tierischer Fette.
- Verzichten Sie auf Fleisch, Geflügel und Fisch aus Massentierhaltung, bei der Antibiotika, gentechnisch veränderter Mais und Soja verwendet werden. Dies gilt auch für die in Massenproduktion hergestellten Milchprodukte und Eier.
- Verzichten Sie weitgehend auf Alkohol, Knabbereien und Süßigkeiten. Diese liefern nur leere Kalorien ohne Nährwert. Kleine Mengen Alkohol, das heißt maximal ⅛ Liter Rotwein oder 0,3 Liter Bier pro Tag sind lektinfrei und werden daher toleriert.

Halten Sie sich stattdessen an die folgenden Tipps:

- Trinken Sie mindestens 1,5–2 Liter Wasser, Mineralwasser, ungezuckerte Früchte- und Kräutertees und höchstens 1–2 Tassen Kaffee täglich.
- Essen Sie viel grünes Blattgemüse und lektinfreie Gemüsesorten und fermentiertes Gemüse (3–4 Portionen täglich).
- Lektinarme Obstsorten sollten in Maßen auf Ihrem Speiseplan stehen, zum Beispiel als Snack (1–2 Portionen täglich).
- Verzehren Sie viele Sprossen und lektinfreie Getreidesorten wie Hirse, Sorghumhirse, Basmatireis und Backwaren aus lektinfreien Getreidemehlen (3–4 Portionen täglich).
- Achten Sie darauf, viele Omega-3-Fettsäuren aus pflanzlichen Ölen wie Avocadoöl, Rapsöl, Olivenöl oder Leinöl (2 Portionen täglich) zu sich zu nehmen.
- Essen Sie maximal eine Portion von höchstens 200 Gramm Fleisch und Fisch (Weidefleisch, Schaf, Ziege, Meeresfrüchte) täglich. Legen Sie regelmäßig fleischlose Tage ein.

- Milch und Milchprodukte sollten von weidegefütterten Kühen, vom Schaf oder von der Ziege stammen. Nehmen Sie höchstens 2–3 Portionen täglich zu sich.

## IST BIO BESSER?

Bio liegt voll im Trend, und das zu Recht. Die negativen Auswirkungen der konventionellen Lebensmittelproduktion – seien es Gemüse und Obst, Fleisch oder Milch – sind für Mensch und Umwelt nicht zu unterschätzen. Der Einsatz giftiger Pflanzenschutzmittel, Pestizide und Nitrate macht uns langfristig krank und ist sicherlich mitunter ein Grund für die immer größer werdende Zahl an Allergien oder Krebserkrankungen. Massentierhaltung, verheerende Zustände in vielen Mastbetrieben und der Einsatz von genmanipuliertem Soja, Getreide und Mais als Kraftfutter sowie Antibiotika, die über das Fleisch auch in unseren Körper gelangen, lassen viele Menschen bereits umdenken. In der biologischen Landwirtschaft ist der Einsatz solcher Mittel verboten, artgerechte Nutztierhaltung und -fütterung, nachhaltige Produktion und Förderung der Produktivität der Böden haben hier oberste Priorität. So finden sich beispielsweise in Biogemüse und Bioobst etwa 85 Prozent weniger Pestizide und wesentlich mehr Nährstoffe, Vitamine, Mineralstoffe und sekundäre Pflanzenstoffe, was am Ende nicht nur dem Geschmack, sondern vor allem unserer Gesundheit, der Umwelt und dem Klima zugute kommt.

In den Rezepten finden Sie deshalb sehr oft bei den angegebenen Lebensmitteln den Zusatz »Bio…«. Es macht in der Tat einen Unterschied, ob Sie konventionelle Butter oder Biobutter kaufen. Erstere stammt von Kühen, die wiederum mit lektinhaltigen und oft mit pestizidhaltigen Futtermitteln gefüttert wurden. Biobutter – oder auch Bioheumilchbutter – stammt von Kühen, die frisches, ungespritztes Heu als Futter bekommen und noch dazu auf der Weide stehen dürfen statt in engen Ställen. Bei Obst und Gemüse ist die Bioqualität wegen der Pestizide generell zu bevorzugen.

# DAS ERNÄHRUNGSPROTOKOLL

Schreiben Sie – schon vor Beginn Ihrer Ernährungsumstellung – für 14 Tage ein Ernährungsprotokoll. Dokumentieren Sie genau, was und wie viel Sie wann essen und wie es Ihnen gesundheitlich und psychisch geht. Wichtig ist, dass Sie sich ganz genau beobachten. Am besten notieren Sie die Lebensmittel immer sofort, denn es ist schwer, im Nachhinein für einen ganzen Tag zu rekapitulieren, was und wie viel man wann gegessen hat. Für das Ernährungstagebuch können Sie die folgende Vorlage verwenden oder Sie fertigen sich am Computer oder handschriftlich auf einem Notizblock eine eigene Tabelle an. Auf den Seiten 83 bis 85 finden Sie eine Vorlage für das Ernährungsprotokoll sowie einen beispielhaft ausgefüllten Tag. An welchem Wochentag Sie mit Ihrer Ernährungsumstellung beginnen, steht Ihnen frei. Einige beginnen gern an einem Montag, weil sie so am besten den Überblick behalten. Andere wiederum starten gern am Samstag oder Sonntag, da sie am Wochenende mehr Zeit haben.

## Nahrungsmittel und Getränke

Die Vorlage besteht aus mehreren Spalten, in denen Sie Zeit, Nahrungsmittel, Getränke und deren Menge sowie Symptome, Beschwerden und Gefühle notieren können. Sie können sie jederzeit auf Ihre persönlichen Bedürfnisse anpassen. In den Spalten Lebensmittel und Getränke notieren Sie ganz genau, was Sie gegessen oder getrunken haben, also welche Sorte Fleisch oder Wurst und welcher Tee oder Saft es war. Besonders auf die lektinhaltigen Getreide, Gemüse- und Obstsorten gilt es zu achten. Nur zu notieren, dass Sie eine Gemüsepfanne gegessen haben, bringt Sie nicht weiter. Welches Gemüse beinhaltete also die Gemüsepfanne? Welche Obstsorten waren im Smoothie? Aus welchem Getreide war das Brot? Nützliche Hinweise dazu finden Sie auf den Zutatenlisten verpackter Waren.

Wenn Sie selbst kochen – was wir unbedingt empfehlen –, dröseln Sie die Gerichte in ihre Zutaten auf. Notieren Sie also die Zutaten für den Pizzateig oder die Soßen. Es mag sich ein wenig wie Detektivarbeit anfühlen, doch die Mühe wird sich lohnen, denn je genauer Sie sind, desto eher werden Sie Symptomauslöser finden.

## Tipps zu den Mengenangaben

Bei den Mengenangaben können Sie unterschiedlich vorgehen. Am genauesten wäre es natürlich, wenn Sie das exakte Gewicht des Lebensmittels kennen, was bei Joghurtbechern beispielsweise recht einfach ist. Bei offenen Lebensmitteln oder ganzen Gerichten wird dies jedoch sehr umständlich. Somit bewährt es sich im Alltag, wenn Sie anstelle von Grammangaben alltägliche Messgrößen wie Gläser, Scheiben, Löffel und die eigene Hand verwenden. Das Handmaß hat viele Vorteile: Die eigene Hand ist immer verfügbar, sie ist individuell, wächst mit und berücksichtigt somit den je nach Alter, Größe und Geschlecht unterschiedlichen Bedarf eines Menschen. Kinder haben kleinere Hände als Erwachsene, Frauen oft kleinere Hände als Männer. Zudem steht die Handgröße mit der Körpergröße in Verbindung, sodass größere Menschen auch einen höheren Energiebedarf haben und dementsprechend auch größere Portionen benötigen. Sie können das Handmaß für Gemüse, Obst, Getreide, Getreideprodukte und Beilagen verwenden, es kann aber auch bei Fleisch, Fisch und Wurstwaren als Orientierung dienen. Für Fette und Öle ist das Handmaß ungeeignet, hier entspricht eine Portion 2 Esslöffeln. Eine Ausnahme vom Handmaß stellen die sogenannten Extras dar. Dazu zählen Süßigkeiten, Alkohol, Knabbergebäck, Fruchtsaftgetränke, Energydrinks, Marmeladen, Schokolade, Frühstückszerealien, Kuchen, Torten, Kekse, also eine breite Palette an unterschiedlichen Lebensmitteln und Getränken mit sehr unterschiedlichen Nährstoffzusammensetzungen. Hier entspricht eine Portion in etwa 100 Kalorien. Dies wären zum Beispiel ein Riegel Milchschokolade oder 30 Gramm Croissant, circa 80 Gramm Obstkuchen, 20 Gramm Kartoffelchips oder 15 Stück Fruchtgummi. Die folgende Tabelle gibt Ihnen eine genaue Übersicht:

| **Lebensmittelgruppe** | **Messgröße** | **1 Portion entspricht** |
|---|---|---|
| Getränke | Glas | 1 Glas |
| Gemüse und Obst | Handmaß | 1 Handvoll<br>für kleinstückige Lebensmittel wie Brokkoli, Beeren oder Salat gilt: 1 Portion = 2 Hände, zu einer Schale geformt |
| Brot | Scheiben nach Handmaß | 1–2 Scheiben<br>Die Größe einer Scheibe entspricht ungefähr einer Hand mit ausgestreckten Fingern. |
| Getreide und Beilagen (Kartoffeln, Nudeln, Reis, Bulgur, Hirse oder Kartoffelknödel, Gnocchi etc.) | Handmaß | 2 Hände voll, zur Schale geformt |
| Milch und Milchprodukte | Glas<br>Becher<br>Scheibe | 1 Glas Milch<br>1 Becher Joghurt<br>1 Scheibe Käse |
| Fleisch, Wurst, Fisch und Eier | Handteller<br>Scheiben<br>Stück (Ei) | 1 Handteller<br>1–3 Scheiben<br>1–2 Eier |
| Fette und Öle | Esslöffel | 1,5–2 Esslöffel |
| Extras | Kilokalorien | 100 Kilokalorien |

## Symptome, Beschwerden und Gefühle

Auch die letzte Spalte im Ernährungsprotokoll zu den Symptomen, Beschwerden und Gefühlen ist sehr wichtig. Tragen Sie jedes noch so kleinste Befinden ein, sei es ständige oder plötzlich auftretende Müdigkeit, Schwindel, Kopfschmerzen, Benommenheit, Bauchzwicken, Blähungen oder Durchfall. Auch Blutzuckerwerte oder den Blutdruck könnten Sie dort eintragen, wenn es für Sie relevant ist. Doch nicht nur körperliche Symptome, auch Ihr psychisches Befinden kann nützliche Hinweise liefern. Notieren Sie täglich Ihre Stimmung. Fühlen Sie sich wohl, energiegeladen, glücklich und zufrieden? Oder sind Sie eher unausgeglichen, nervös, nachdenklich, traurig, depressiv, reizbar, missmutig und leiden gar unter Schlafstörungen? Auch alle mit Ihrer Autoimmunerkrankung einhergehenden Symptome wie ein Morbus-Crohn-Schub, Hautausschläge oder Gelenkbeschwerden gehören in diese Spalte. Anhand dieser genauen Beobachtung können Sie in der Regel schon einige Zusammenhänge zwischen verzehrten Lebensmitteln und Ihren Beschwerden herausfinden. Wichtig ist natürlich, dass Sie das Protokoll auch während der Ernährungsumstellung weiterführen, denn erstens können Sie sämtliche Veränderungen im Nachhinein leichter nachvollziehen und zweitens merken Sie recht schnell, ob die Ernährungsumstellung zu Verbesserungen führt. Wenn Sie Schwierigkeiten dabei haben, das Protokoll auszufüllen und auszuwerten, wenden Sie sich an eine qualifizierte Ernährungsberatung. Dort kann das Protokoll gemeinsam besprochen und ausgewertet werden.

## Ihr persönliches Ernährungsprotokoll

Zunächst möchten wir Ihnen mit einem exemplarisch ausgefüllten Ernährungsprotokoll eine kleine Inspiration geben, wie die Eintragungen umgesetzt werden können. Das Beispiel entspricht einem Tag aus der lektinfreien Zeit.

<table>
<tr><td colspan="4">Wochentag: Sonntag<br><br>Datum: 05.11.2017</td></tr>
<tr><td></td><td>Menge</td><td>Nahrungsmittel/ Getränk</td><td>Bemerkungen/ Symptome/Gefühle</td></tr>
<tr><td>Frühstück<br><br>Wann?<br>7:00 Uhr</td><td>1 Schüssel<br><br><br><br>8 EL<br>2 EL<br>2 EL<br>400 ml<br>1<br>2 Stängel<br><br>1 Tasse<br><br><br>2 Gläser</td><td>Avocadomüsli mit Nüssen und Minze (nach Rezept):<br><br>Kokosflocken<br>gehackte Walnüsse<br>gehobelte Haselnüsse<br>Kokosmilch<br>Avocado<br>Minze<br><br>Kaffee mit einem Schuss Ziegenmilch<br><br>Wasser</td><td>noch etwas müde, aber gut gelaunt</td></tr>
<tr><td>Snack<br><br>Wann?<br>10:00 Uhr</td><td>2 Hände voll<br>1 Becher (125 g)<br><br>1 Tasse</td><td>Himbeeren<br>Schafsjoghurt<br><br>Kräutertee</td><td>Ich hatte Hunger</td></tr>
<tr><td>Mittagessen<br><br>Wann?<br>13:00 Uhr</td><td>1 Stück (Hand-tellergroß)<br>2 Hände voll<br><br>2 Gläser<br>Saft von ½<br><br>1 kleine Tasse<br>1 Teelöffel</td><td>Rinderröllchen mit<br><br>geschmortem Kohlrabi, Karotten, Zwiebeln<br>Wasser mit<br>Zitrone<br><br>Espresso, gesüßt mit<br>Birkenzucker</td><td>Ich fühle mich gut gesättigt</td></tr>
</table>

| | | | |
|---|---|---|---|
| **Abendessen**<br><br>**Wann?**<br>18:30 Uhr | 2 Portionen<br><br>1<br>2<br>1<br>1<br>200 g<br>4 EL<br>1 EL<br><br><br><br><br>1 Glas | Gemüse-Quark-Puffer (nach Rezept):<br>Zwiebel<br>Karotten<br>Kohlrabi<br>Ei<br>Ziegenquark<br>Mandelmehl<br>Rapsöl<br>gehackte Blattpetersilie<br>Salz, weißer Pfeffer aus der Mühle<br><br>Wasser | sehr lecker ☺ |
| **Snack**<br><br>**Wann?**<br>21:00 Uhr | 3 Rippchen<br><br><br>1/8 l<br><br>1 Glas | Bitterschokolade (90 Prozent Kakaoanteil)<br>Rotwein (Biomarke)<br><br>Mineralwasser | Nascherei vorm Fernseher ☹ schlechtes Gewissen??<br><br>Es war ein entspannter Sonntag und ich fühle mich heute sehr wohl |

Hier folgt Ihre persönliche Vorlage des Ernährungsprotokolls:

| Wochentag: ______________________<br>Datum: __________________________ | | | |
|---|---|---|---|
| | Menge | Nahrungsmittel/<br>Getränk | Bemerkungen/<br>Symptome/Gefühle |
| Frühstück<br>Wann?<br>__________ | | | |
| Snack<br>Wann?<br>__________ | | | |
| Mittagessen<br>Wann?<br>__________ | | | |
| Abendessen<br>Wann?<br>__________ | | | |
| Snack<br>Wann?<br>__________ | | | |

# DER 4-WOCHEN-PLAN UND SEINE UMSETZUNG

Nachdem Sie zwei Wochen das Ernährungs- und Beschwerdeprotokoll geschrieben und sich selbst genau beobachtet haben, ist es an der Zeit, mit dem lektinfreien Ernährungsplan zu starten. Der auf den nächsten Seiten folgende 4-Wochen-Plan bietet Ihnen Mahlzeiten für Frühstück, Mittag- und Abendessen an. Sie haben damit einen gesunden, abwechslungsreichen Ernährungsplan mit über 80 verschiedenen Rezepten vorliegen. Der Wochenplan ist in Wochentage gegliedert. Von Montag bis Freitag finden Sie Rezepte, die sich leicht vorbereiten lassen, und Rezepte, die sich beispielsweise für unterwegs zum Mitnehmen anbieten. Rezepte, die etwas mehr Zeit in Anspruch nehmen, finden Sie am Wochenende. Sie können Mittag- und Abendessen bei Bedarf gerne gegeneinander austauschen. Die verwendeten Lebensmittel können Sie in der Liste mit den lektinfreien Lebensmitteln auf den Seiten 41 bis 43 wiederfinden. So steht es Ihnen natürlich frei, auch selbst neue Rezepte zu kreieren. Wenn Sie zwischendurch Hunger bekommen, es gewohnt sind, mehr als drei Mahlzeiten täglich zu essen, und einen Snack brauchen, können Sie sich auch an der Liste orientieren: Hier bieten sich Kleinigkeiten wie ein Schafsjoghurt oder eine Handvoll Beeren an. Die meisten Lebensmittel werden Sie in Ihrem Supermarkt, im Bioladen oder im Reformhaus finden. In gut sortierten Bioläden finden Sie durchaus auch seltenere Produkte wie Hanftofu, Algennudeln oder Shirataki-Nudeln. Ansonsten können Sie diese auch übers Internet von Naturkostanbietern beziehen. Sie werden auch sehen, dass die Rezepte zu 100 Prozent auf natürlichen Lebensmitteln beruhen. Sie finden weder Geschmacksverstärker noch Zusatzstoffe, zugesetzten Zucker oder Aromen. Achten Sie darauf bei Ihrem Einkauf.

## Woche 1

| | Frühstück | Mittagessen | Abendessen |
|---|---|---|---|
| **Montag** | Käsebrötchen mit Radieschen und Kresse (Seite 95) | Riesengarnelen mit Champignon-Käse-Reis (Seite 123) | Klare Gemüsesuppe mit Wirsing (Seite 154) |
| **Dienstag** | Brötchen mit Mozzarella und gelber Kiwi (Seite 95) | Süßkartoffel-Spargel-Pfanne mit Putenstreifen (Seite 130) | Konjaknudeln mit Spinat-Sahne-Soße (Seite 162) |
| **Mittwoch** | Kokosmüsli mit Banane und Pfirsich (Seite 96) | Brokkoli und Champignons mit knusprigem Hanftofu (Seite 158) | Thunfisch auf Romanasalat (Seite 152) |
| **Donnerstag** | Joghurtmüsli mit Apfel und Heidelbeeren (Seite 96) | Gedünsteter Pak Choi mit Jakobsmuscheln und Fenchel (Seite 120) | Blattsalate mit Oliven und Feta (Seite 139) |
| **Freitag** | Fenchel-Karotten-Salat auf Brötchentoast (Seite 98) | Wakamesalat mit Leinsamen (Seite 103) | Kokos-Gemüse-Curry mit Hähnchen (Seite 169) |
| **Samstag** | Brötchen mit Quark und Rucola (Seite 97) | Garnelen-Miesmuschel-Salat mit Dill (Seite 106) | Asiahühnchen mit Brokkoli und Ananas (Seite 127) |
| **Sonntag** | Avocadomüsli mit Nüssen und Minze (Seite 97) | Kleine Rindsrouladen mit geschmortem Kohlrabi (Seite 135) | Gemüse-Quark-Puffer (Seite 162) |

## Woche 2

| | Frühstück | Mittagessen | Abendessen |
|---|---|---|---|
| **Montag** | Erdbeer-Quark-Aufstrich auf Frühstücksbrötchen (Seite 98) | Knusprige Tofuecken auf Karotten-Fenchel-Gemüse (Seite 118) | Grünkohl-Gemüsepfanne mit Süßkartoffeln (Seite 163) |
| **Dienstag** | Quark-Käse-Brötchen mit Sprossen (Seite 99) | Bunter Gemüsereis mit Fischfilet (Seite 124) | Eisbergsalat mit Erdbeeren und Pekannüssen (Seite 140) |
| **Mittwoch** | Gemüsemix mit Hirseflocken (Seite 99) | Konjaknudeln mit Hanftofu und Spinat (Seite 114) | Gebratene Schnitzelstreifen auf buntem Salat (Seite 153) |
| **Donnerstag** | Porridge mit Schafskefir und Beeren (Seite 100) | Gemüsepfanne mit Rindfleischstreifen (Seite 136) | Hirsevollkornnudeln mit Artischockenherzen (Seite 113) |
| **Freitag** | Brötchen mit Hanftofu und Brunnenkresse (Seite 101) | Schmorpfanne vom Rind mit Gemüse (Seite 134) | Würzige Kartoffel-Zwiebel-Suppe (Seite 155) |
| **Samstag** | Thunfischaufstrich (Seite 100) | Blumenkohlcurry mit Macadamianüssen (Seite 110) | Gebratener Ziegenkäse auf Gemüsesalat (Seite 144) |
| **Sonntag** | Kirschquark mit Pistazientopping (Seite 101) | Straußenbrustfleisch mit Wokgemüse (Seite 126) | Konjaknudeln mit Champignons und Thunfisch (Seite 165) |

## Woche 3

| | Frühstück | Mittagessen | Abendessen |
|---|---|---|---|
| Montag | Kokosmüsli mit Banane und Pfirsich (Seite 96) | Süßkartoffelpizza mit Mozzarella (Seite 117) | Fischpfanne mit Konjakreis und Fenchel (Seite 167) |
| Dienstag | Avocadomüsli mit Nüssen und Minze (Seite 97) | Jakobsmuschel-reibekuchen (Seite 121) | Gebratener Tempeh mit Rotkohl (Seite 161) |
| Mittwoch | Brötchen mit Quark und Rucola (Seite 97) | Glutenfreie Pizza mit Karotten und Hanftofu (Seite 159) | Avocado-Orangen-Salat mit frischem Kokosfleisch (Seite 145) |
| Donnerstag | Brötchen mit Mozzarella und gelber Kiwi (Seite 95) | Grüner Salat mit Fenchel und gebratenen Austernpilzen (Seite 102) | Meeresfrüchte mit Süßkartoffeln, Rübchen und Brokkoli (Seite 122) |
| Freitag | Kirschquark mit Pistazientopping (Seite 101) | Kartoffel-Karotten-Suppe mit Hackbällchen (Seite 157) | Knusprige Tempehwürfel mit Pfannengemüse und Koriander (Seite 115) |
| Samstag | Gemüsemix mit Hirseflocken (Seite 99) | Lammfilet mit orientalischem Bohnengemüse (Seite 132) | Römersalat mit Austernpilze und Mozzarella (Seite 141) |
| Sonntag | Thunfischaufstrich (Seite 100) | Geschnetzelte Entenbrust mit Rosenkohl-Aprikosen-Sahne-Soße (Seite 129) | Bachkresse-Salat mit Fenchel-Birnen-Carpaccio und Pinienkernen (Seite 142) |

## Woche 4

| | **Frühstück** | **Mittagessen** | **Abendessen** |
|---|---|---|---|
| **Montag** | Fenchel-Karotten-Salat auf Brötchentoast (Seite 98) | Sauerkraut-Bohnen-Pfanne (Seite 111) | Asiatischer Shrimpssalat (Seite 151) |
| **Dienstag** | Erdbeer-Quark-Aufstrich auf Frühstücksbrötchen (Seite 98) | Kopfsalat mit Algenspaghetti und Fenchel (Seite 138) | Avocado-Hähnchen-Salat (Seite 107) |
| **Mittwoch** | Käsebrötchen mit Radieschen und Kresse (Seite 95) | Sauerkrauttopf mit Fisch und Gemüse (Seite 125) | Bohnen-Gemüse-Eintopf (Seite 157) |
| **Donnerstag** | Joghurtmüsli mit Apfel und Heidelbeeren (Seite 96) | Bunte Hähnchen-Reis-Pfanne (Seite 128) | Frikadellen auf Curryfenchel (Seite 170) |
| **Freitag** | Quark-Käse-Brötchen mit Sprossen (Seite 99) | Avocadocreme mit Fenchel-Apfel-Carpaccio (Seite 143) | Schweinefilet mit Orangenfenchel (Seite 131) |
| **Samstag** | Porridge mit Schafskefir und Beeren (Seite 100) | Wintersalat mit knusprigen Pastinakenscheiben (Seite 105) | Tortillawraps mit Rotkohl und Hanftofu (Seite 160) |
| **Sonntag** | Brötchen mit Hanftofu und Brunnenkresse (Seite 101) | Rote-Bete-Gemüsesuppe mit Sauerrahm (Seite 109) | Süßsaure Reispfanne mit Gemüse und Hähnchen (Seite 168) |

Sie sollten den Plan möglichst konsequent umsetzen, denn nur so können Sie Veränderungen feststellen und herausfinden, ob der lektinfreie Lebensstil Ihre Beschwerden verbessert. Bedenken Sie eines: Es geht nicht darum, den Plan möglichst schnell durchzuziehen und dann wieder zum Gewohnten zurückzukehren. Alle Ernährungsempfehlungen zusammen mit dem 4-Wochen-Plan bieten Ihnen eine Möglichkeit, einen neuen, besseren Lebensstil zu entdecken, der Ihnen Wohlbefinden und Gesundheit schenken kann, und dies ein Leben lang. Natürlich ist uns bewusst, dass eine Ernährungsumstellung Zeit braucht, denn Ernährungsumstellung bedeutet auch immer eine Änderung von Gewohnheiten. Seien Sie also gnädig mit sich selbst, wenn Sie merken, dass es an manchen Tagen nicht so gut geklappt hat. Wichtig ist in solchen Momenten, dass Sie nicht aufgeben, sondern sich klarmachen, dass jeder Tag aufs Neue zum Üben und Ausprobieren da ist. Wenn es heute also nicht geklappt hat, starten Sie morgen erneut durch. Sehr nützlich ist es in diesem Zusammenhang auch, sich Wochenziele zu setzen und sich für Erreichtes zu belohnen.

Zum Abschluss können wir Ihnen versichern: Alle Ratschläge in diesem Buch und die damit verbundene Ernährungsumstellung werden Ihnen helfen, voller Achtsamkeit auf sich und Ihre Bedürfnisse zu hören und zu erkennen, was Ihrem Körper und Ihrem Geist guttut. Denn neben der Vermeidung von Lektinen ist noch ein weiterer wichtiger Aspekt zu berücksichtigen: Sie beschäftigen sich intensiv mit Ihrer täglichen Ernährung und der frischen Zubereitung Ihrer Mahlzeiten. Sie werden sehen, dass sich dadurch mit der Zeit ein ganz neues Bewusstsein für Ihren Körper und Ihre Gesundheit entwickelt. Denn Sie lernen durch diese natürliche und ausgewogene Art der Ernährung, die Wirkung unserer Nahrungsmittel wieder besser zu spüren – um ganz bewusst zu leben und zu genießen.

# DIE REZEPTE

Im Praxisteil dieses Ratgebers finden Sie nun alle Rezepte unseres 4-Wochen-Plans. Neben Basisrezepten warten Anleitungen für köstliche Gerichte auf Sie. Einige sind einfach und schnell zuzubereiten, bei anderen können Sie Ihre Leidenschaft fürs Kochen entfalten. Viele können Sie auf Vorrat zubereiten und für den späteren Bedarf einfrieren. Auf jeden Fall ist mit unseren Rezepten für Frühstück, Mittag- und Abendessen Abwechslung garantiert. Wir wünschen Ihnen gutes Gelingen und beste Gesundheit!

# Frühstücksbrötchen – Grundrezept

ZUTATEN FÜR 8 BRÖTCHEN

100 g Biokastanienmehl
150 g Biohirsevollkornmehl
80 g Mandelmehl
1 Päckchen Bioweinsteinbackpulver (17 g)
250 ml lauwarmes Wasser
1 TL Salz
¼ TL gem. Koriander
¼ TL gem. Kümmel
1 EL Rapsöl

1. Den Backofen auf 200 °C (Ober-/Unterhitze) vorheizen. Für den Teig die drei Mehlsorten mit dem Weinsteinbackpulver vermischen und anschließend in eine Schüssel sieben.
2. In einer kleinen Schüssel das Salz in dem lauwarmen Wasser auflösen. Die gemahlenen Gewürze zu den Mehlen geben und untermischen. Das Salzwasser sowie das Rapsöl dazugeben und das Ganze mit den Händen oder in der Küchenmaschine mit Knethaken zu einem geschmeidigen, nicht zu festen Teig verarbeiten.
3. Den Teig in acht gleich große Kugeln teilen, diese leicht andrücken und Brötchen daraus formen. Die Brötchen auf einem mit Backpapier ausgelegten Backblech ohne weitere Ruhezeit im vorgeheizten Backofen in etwa 30–40 Minuten knusprig backen. Die Brötchen vor dem Verzehr auf einem Gitter auskühlen lassen.

# Käsebrötchen mit Radieschen und Kresse

ZUTATEN FÜR 2 PORTIONEN
4 Frühstücksbrötchen (siehe Seite 94)
4 Scheiben fettarmer Schweizer Biohartkäse, etwa Tilsiter
8 Radieschen
½ Beet Kresse
Salz
weißer Pfeffer aus der Mühle

1. Die Frühstücksbrötchen halbieren und mit je einer halben Scheibe Käse belegen.
2. Die Radieschen waschen und putzen, die Kresse abbrausen, abschneiden und trocken schütteln. Die Radieschen in dünne Scheiben schneiden und auf den belegten Brötchen verteilen. Abschließend jede Brötchenhälfte mit der Kresse sowie mit Salz und Pfeffer bestreuen.

# Brötchen mit Mozzarella und gelber Kiwi

ZUTATEN FÜR 2 PORTIONEN
4 Frühstücksbrötchen (siehe Seite 94)
2 TL Bioheumilchbutter
125 g Büffelmozzarella
1 gelbe Kiwi
weißer Balsamicoessig
Salz
weißer Pfeffer aus der Mühle

1. Die Brötchen halbieren und dünn mit der Heumilchbutter bestreichen. Den Büffelmozzarella kalt abbrausen, trocken tupfen und in dünne Scheiben schneiden. Die Kiwi schälen und ebenfalls in dünne Scheiben schneiden.
2. Mozzarella- und Kiwischeiben auf den Brötchen verteilen und mit einigen Spritzern weißem Balsamicoessig beträufeln. Mit Salz und Pfeffer bestreuen.

# Kokosmüsli mit Banane und Pfirsich

ZUTATEN FÜR 2 PORTIONEN
6 EL Biokokosflocken
1 EL Leinsamen
200 g Kokosmilch
2 Biopfirsiche
1 Biobanane
4 Macadamianüsse, klein gehackt

1. Die Kokosflocken mit Leinsamen in der Kokosmilch über Nacht einweichen.
2. Die Pfirsiche schälen, entsteinen und klein schneiden. Die Banane schälen und in dünne Scheiben schneiden. Das Obst mit den klein gehackten Macadamianüssen vermengen.
3. Alles gemeinsam mit den eingeweichten Zutaten verrühren und in 2 Müslischalen anrichten.

# Joghurtmüsli mit Apfel und Heidelbeeren

ZUTATEN FÜR 2 PORTIONEN
6 EL Bioreisflocken
1 EL Hanfsamen
100 ml Kokosmilch
2 Bioäpfel
60 g Bioheidelbeeren
2 Becher Kokosjoghurt (à 120 g)

1. Die Reisflocken mit Hanfsamen in der Kokosmilch über Nacht einweichen.
2. Die Äpfel schälen und das Kerngehäuse entfernen. Die Äpfel in dünne Scheiben schneiden. Die Heidelbeeren waschen und in einem Sieb abtropfen lassen.
3. Den Kokosjoghurt mit den Apfelscheiben und den Heidelbeeren zu den eingeweichten Zutaten geben, alles gut durchmengen und in 2 Müslischalen anrichten.

# Brötchen mit Quark und Rucola

ZUTATEN FÜR 2 PORTIONEN
4 Frühstücksbrötchen (siehe Seite 94)
4 EL Bioziegenquark
4 Radieschen
2 Karotten
100 g Rucola
Salz
weißer Pfeffer aus der Mühle

1. Die Frühstücksbrötchen halbieren und mit dem Bioziegenquark bestreichen. Die Radieschen waschen, putzen und in dünne Streifen schneiden. Die Karotten schälen und grob hobeln. Den Rucola waschen, trocken schütteln und fein hacken.
2. Radieschenscheiben und Karottenmasse auf die vorbereiteten Brötchen verteilen und mit dem gehackten Rucola bestreuen. Das Ganze salzen und nach Geschmack pfeffern.

# Avocadomüsli mit Nüssen und Minze

ZUTATEN FÜR 2 PORTIONEN
8 EL Biokokosflocken
2 EL gehackte Walnüsse
2 EL gehobelte Haselnüsse
400 ml Kokosmilch
1 Avocado
2 Stängel Minze

1. Die Kokosflocken mit den Walnüssen und den Haselnüssen in der Kokosmilch über Nacht einweichen.
2. Die Avocado halbieren, den Kern entfernen und das Fruchtfleisch mit einem Löffel aus der Schale lösen. Dieses anschließend klein schneiden. Die Minze waschen, trocken schütteln, die Blättchen abzupfen und in feine Streifen schneiden.
3. Die Avocadostücke unter die eingeweichten Zutaten mischen, alles in kleinen Schüsseln anrichten und die Minzestreifen darüber verteilen.

# Fenchel-Karotten-Salat auf Brötchentoast

ZUTATEN FÜR 2 PORTIONEN
1 Fenchelknolle
1 Karotte
2 Stängel Basilikum
Salz
weißer Pfeffer aus der Mühle
4 Frühstücksbrötchen (siehe Seite 94)
4 EL Bioziegenquark

1. Die Fenchelknolle gründlich waschen, putzen und in hauchdünne Streifen schneiden oder hobeln. Die Karotte schälen und grob raspeln. Das Basilikum waschen, trocken schütteln, die Blättchen abzupfen und klein schneiden.
2. Die Fenchelscheiben, den Karottenraspel und das Basilikum in einer Schüssel vermengen. Mit Salz und Pfeffer würzig abschmecken.
3. Die Brötchen halbieren und in einer heißen beschichteten Pfanne ohne Fettzugabe von beiden Seiten rösten. Kurz abkühlen lassen, dann mit dem Quark bestreichen und den Rohkostsalat darauf verteilen.

# Erdbeer-Quark-Aufstrich auf Frühstücksbrötchen

ZUTATEN FÜR 2 PORTIONEN
200 g Erdbeeren
100 g Bioziegenquark
1 Tropfen Stevia-Flüssigsüßstoff
4 Frühstücksbrötchen (siehe Seite 94)

1. Die Erdbeeren waschen, putzen und in einen Mixbecher geben. Den Ziegenquark hinzufügen und das Ganze grob pürieren. Mit Stevia-Flüssigsüßstoff je nach Geschmack süßen.
2. Die Frühstücksbrötchen halbieren und mit dem Erdbeer-Quark-Aufstrich bestreichen.

# Quark-Käse-Brötchen mit Sprossen

ZUTATEN FÜR 2 PORTIONEN
2 EL Bioradieschensprossen
4 Frühstücksbrötchen (siehe Seite 94)
4 EL Bioziegenquark
4 Scheiben Bioheumilchschnittkäse
Salz
weißer Pfeffer aus der Mühle

1. Die Sprossen in einem Sieb gründlich mit lauwarmem Wasser abspülen und abtropfen lassen. Die Frühstücksbrötchen halbieren und mit dem Bioziegenquark bestreichen.
2. Den Schnittkäse in Streifen schneiden und diese auf den Brötchenhälften verteilen. Obenauf mit den Sprossen sowie mit Salz und Pfeffer leicht bestreuen.

# Gemüsemix mit Hirseflocken

ZUTATEN FÜR 2 PORTIONEN
4 EL Biohirseflocken
20 ml Kokosmilch
100 g Biostaudensellerie
1 Avocado
1 Karotte
Salz
weißer Pfeffer aus der Mühle

1. Für den Gemüsemix die Hirseflocken in der Kokosmilch über Nacht einweichen.
2. Den Staudensellerie waschen, putzen und sehr klein würfeln. Die Avocado halbieren und den Kern entfernen. Das Fruchtfleisch mit einem Löffel aus der Schale lösen und klein schneiden. Die Karotte schälen und grob raspeln.
3. Den Gemüsemix sowie die Avocado zu den eingeweichten Flocken geben, alles gut vermengen und mit Salz und Pfeffer abschmecken.

# Porridge mit Schafskefir und Beeren

ZUTATEN FÜR 2 PORTIONEN
8 EL Bioreisvollkornflocken
120 g Erdbeeren
60 g Himbeeren
60 g Bioheidelbeeren
150 g Schafskefir

1. Die Reisflocken mit 200 ml heißem Wasser übergießen und 10 Minuten quellen lassen.
2. Inzwischen die Erdbeeren waschen, putzen und vierteln. Die Himbeeren und Heidelbeeren waschen und in einem Sieb abtropfen lassen.
3. Abschließend den Schafskefir und die frischen Beeren unter die Reisflocken mengen.

# Thunfischaufstrich

ZUTATEN FÜR 2 PORTIONEN
1 Dose Thunfischfilets ohne Öl (Abtropfgewicht 130 g)
1 Frühlingszwiebel
1 Avocado
Salz
weißer Pfeffer aus der Mühle
4 Frühstücksbrötchen (siehe Seite 94)

1. Den Thunfisch aus der Dose nehmen und in einem Sieb abtropfen lassen. Die Frühlingszwiebel gründlich waschen, putzen und klein schneiden oder hacken. Die Avocado halbieren und den Kern entfernen. Das Fruchtfleisch mit einem Löffel aus der Schale lösen.
2. In einer Schüssel den Thunfisch und die Avocado mit einer Gabel zerdrücken, dabei gut vermengen. Die Frühlingszwiebelstücke dazugeben. Alles mit Salz und Pfeffer würzig abschmecken. Die Brötchen dazu reichen.

# Brötchen mit Hanftofu und Brunnenkresse

ZUTATEN FÜR 2 PORTIONEN
200 g Hanftofu
1 Ei
50 g Heumilchsahne
Salz
weißer Pfeffer aus der Mühle
4 Frühstücksbrötchen (siehe Seite 94)
60 g Brunnenkresse
½ TL Butterschmalz oder Ghee

1. Den Tofu abwaschen, trocken tupfen und zuerst in dünne Scheiben, dann in Streifen schneiden. Das Ei mit der Sahne, Salz und Pfeffer verquirlen. Die Brötchen halbieren. Die Brunnenkresse verlesen, gründlich waschen und in einem Sieb abtropfen lassen.
2. In einer beschichteten Pfanne das Butterschmalz erhitzen und die Tofustreifen darin anbraten. Das Rührei dazugeben und stocken lassen. Anschließend auf die Brötchenhälften verteilen und mit der Brunnenkresse bestreuen.

# Kirschquark mit Pistazientopping

ZUTATEN FÜR 2 PORTIONEN
200 g Kirschen
200 g Bioziegenquark
1 Tropfen Stevia-Flüssigsüßstoff
2 TL gehackte Pistazien
4 Frühstücksbrötchen (siehe Seite 94)

1. Die Kirschen waschen, entsteinen und mit dem Ziegenquark in einen Mixbecher geben. Grob pürieren und mit Stevia-Flüssigsüßstoff je nach Geschmack süßen.
2. In kleine Schüsseln verteilen und mit den gehackten Pistazien bestreuen. Die Frühstücksbrötchen dazu reichen.

# Grüner Salat mit Fenchel und gebratenen Austernpilzen

ZUTATEN FÜR 2 PORTIONEN

1 Kopfsalat

1 Fenchelknolle

100 g Austernpilze

1 TL Olivenöl

je 1/3 Bund von Schnittlauch, Petersilie und Basilikum

1 EL Avocadoöl

1 EL Rotweinessig

Salz

weißer Pfeffer aus der Mühle

1. Den Kopfsalat in einzelne Blätter teilen, diese waschen und trocken schleudern. Den Fenchel waschen, putzen und in hauchdünne Streifen schneiden.
2. Die Austernpilze putzen, mit Küchenpapier abreiben, dann in Streifen teilen oder schneiden. Das Öl in einer Pfanne erhitzen und darin die Austernpilzstreifen von beiden Seiten kurz anbraten. Herausnehmen und auf Küchenpapier entfetten.
3. Die Kräuter waschen, trocken schütteln, die Blättchen jeweils abzupfen und klein hacken. Für die Vinaigrette das Avocadoöl mit dem Rotweinessig verrühren und mit Salz und Pfeffer kräftig abschmecken. Die gehackten Kräuter unterrühren.
4. Die Salatblätter auf 2 Teller verteilen, die gebratenen Fenchel- und Austernpilzstreifen gleichmäßig darauf anrichten. Abschließend mit der Vinaigrette beträufeln.

# Wakamesalat mit Leinsamen

ZUTATEN FÜR 2 PORTIONEN
75 g getr. Wakamealgen
1 EL weißer Balsamicoessig
Salz
weißer Pfeffer aus der Mühle
1 Knoblauchzehe
2 EL Avocadoöl
1 EL Leinsamen

1. Die Algen in eine Schüssel geben, mit 1 l heißem Wasser übergießen und etwa 15 Minuten ausquellen lassen. Inzwischen den Essig gemeinsam mit 2 EL Wasser, Salz und Pfeffer verquirlen. Den Knoblauch abziehen, klein hacken und mit dem Avocadoöl dazugeben. Zu einer Vinaigrette mit dem Schneebesen verquirlen.
2. Die Algen durch ein feines Sieb abgießen und anschließend in ein Küchentuch aus Baumwolle geben. Auspressen und in das Dressing geben. Den Leinsamen dazugeben und das Ganze gut 1 Stunde ziehen lassen. Dann mit Salz und Pfeffer abschmecken, abschließend anrichten.

# Bunter Spargelsalat mit Erdbeeren

ZUTATEN FÜR 2 PORTIONEN
400 g weißer und grüner Spargel
Salz
80 g Erdbeeren
200 g roter Eichblattsalat
120 g Büffelmozzarella
1 EL Rapsöl
1 EL weißer Balsamicoessig
weißer Pfeffer aus der Mühle

1. Den Spargel waschen, weißen Spargel komplett, grünen Spargel nur am unteren Drittel schälen und jeweils die unteren Enden kappen. Den Spargel in schräge, 1 cm dicke Scheiben schneiden und in Salzwasser bissfest garen. Herausnehmen, durch ein Sieb abgießen und abtropfen lassen.
2. Inzwischen die Erdbeeren waschen, putzen und vierteln. Den Salat waschen, verlesen und die Blätter trocken schleudern. Den Mozzarella kalt abbrausen, trocken tupfen und würfeln.
3. Aus Rapsöl, Essig, 2 EL Wasser, Salz und Pfeffer eine Vinaigrette rühren. In einer großen Schüssel die Spargelscheiben, Mozzarellawürfel, Salatblätter und Erdbeerstücke damit anmachen.

# Wintersalat mit knusprigen Pastinakenscheiben

ZUTATEN FÜR 2 PORTIONEN
1 EL Macadamiaöl
1 TL Weinessig
100 g Biosauerrahm
Salz
weißer Pfeffer aus der Mühle
250 g Pastinaken
1 EL Rapsöl
100 g Feldsalat
80 g Portulak

1. Macadamiaöl, Weinessig, Sauerrahm, Salz und Pfeffer mit einem Schneebesen zu einem Dressing verrühren und würzig abschmecken. Die Pastinaken schälen und in dünne Scheiben schneiden.
2. In einer Pfanne das Rapsöl stark erhitzen, darin die Pastinakenscheiben einige Minuten von beiden Seiten braten. Herausnehmen und auf Küchenpapier entfetten.
3. Die Salate verlesen, waschen, trocken schleudern und mit den Pastinaken anrichten. Das Dressing abschließend darüber verteilen.

# Garnelen-Miesmuschel-Salat mit Dill

ZUTATEN FÜR 2 PORTIONEN
100 g Staudensellerie
100 g Miesmuschelfleisch,
küchenfertig (TK)
100 g Garnelen, gekocht, küchenfertig
1 Knoblauchzehe
2 EL Macadamiaöl
1 EL Rotweinessig
Salz
weißer Pfeffer aus der Mühle
2 Stängel Dill

1. Den Staudensellerie waschen, putzen und in dünne Scheiben schneiden. Die Miesmuscheln und Garnelen in einem Sieb kalt abbrausen und abtropfen lassen.
2. Den Knoblauch abziehen, durch eine Knoblauchpresse drücken und in eine Schüssel geben. Das Macadamiaöl, 1 EL Wasser und den Rotweinessig dazugeben. Das Ganze mit einem Schneebesen verquirlen, mit Salz und Pfeffer kräftig abschmecken.
3. Den Dill waschen, trocken schütteln, die Stängel entfernen und das Dillkraut fein hacken. Staudenselleriescheiben, Miesmuscheln und Garnelen mit dem Dill in die Vinaigrette geben und den Salat mit Salz und Pfeffer abschmecken.

# Avocado-Hähnchen-Salat

ZUTATEN FÜR 2 PORTIONEN

200 g vorgekochte Hähnchenbrust, ohne Haut
1 Frühlingszwiebel
1 Avocado
4 Radieschen
1 Karotte
2 Stängel Basilikum
1 EL Apfelessig
2 EL Sesamöl
Salz
weißer Pfeffer aus der Mühle

1. Für den Hähnchensalat das gekochte Hähnchenfleisch zunächst in dünne Scheiben, diese dann in breite Streifen schneiden. Die Frühlingszwiebel waschen und in Ringe schneiden. Die Avocado halbieren, den Kern entfernen und das Fruchtfleisch mit einem Löffel aus der Schale lösen. Die Radieschen waschen, putzen und in hauchdünne Scheiben schneiden oder hobeln. Die Karotte schälen und in Streifen schneiden.
2. Alles in eine Salatschüssel geben. Das Basilikum waschen, trocken schütteln, die Blätter abzupfen und fein schneiden. Dann ebenfalls in die Schüssel geben. In einer kleinen Schüssel Apfelessig, 4 EL Wasser und das Sesamöl mit einem Schneebesen zu einer Vinaigrette verquirlen. Mit Salz und Pfeffer abschmecken. Den Hähnchensalat mit der Vinaigrette anmachen, gut durchmischen und alles würzig abschmecken.

# Gemüsebrühe – Grundrezept

ZUTATEN FÜR 1 LITER

300 g Wurzelgemüse (z. B. Karotten, Knollensellerie, Petersilienwurzel)

frische Kräuter (z. B. Majoran, Petersilie, Selleriekraut)

1 l Wasser

½ TL Salz

1. Das Wurzelgemüse schälen und in kleine Stücke schneiden. Die Kräuter waschen und trocken schütteln.
2. In einem Topf das Wasser mit dem Salz zum Kochen bringen und das Gemüse darin bei niedriger Temperatur etwa 30 Minuten auskochen. Kurz vor Ende der Kochzeit die gewaschenen Kräuter dazugeben.
3. Abschließend die Gemüsebrühe durch ein Sieb abgießen. Die abgekühlte Gemüsebrühe in einem verschraubbaren Glas bis zu 1 Woche im Kühlschrank aufbewahren oder in einem Eiswürfelbehälter einfrieren.

# Rote-Bete-Gemüsesuppe mit Sauerrahm

ZUTATEN FÜR 2 PORTIONEN
2 Knollen Rote Bete
1 Karotte
1 Schalotte
100 g Lauch
1 EL Olivenöl
600 ml Gemüsebrühe (siehe Seite 108)
1 TL Thymian
1 TL Majoran
Salz
weißer Pfeffer aus der Mühle
2 EL Biosauerrahm

1. Die Roten Bete schälen (Einweghandschuhe verwenden) und klein würfeln. Ebenso die Karotte schälen und klein würfeln. Die Schalotte abziehen und klein schneiden. Den Lauch putzen, dann der Länge nach halbieren, waschen und in kleine Stücke schneiden.
2. In einem Topf das Olivenöl erhitzen, die Schalotten- und Lauchstücke kurz darin anschwitzen. Die Rote-Bete- und Karottenwürfel dazugeben, alles gemeinsam unter Rühren leicht anbraten. Die Gemüsebrühe angießen und etwa 30 Minuten bei geschlossenem Deckel köcheln lassen, bis das Gemüse weich ist.
3. Abschließend mit einem Mixstab pürieren und mit Thymian, Majoran, Salz und Pfeffer würzig abschmecken. Auf 2 Teller verteilen und je 1 EL Sauerrahm darübergeben.

# Blumenkohlcurry mit Macadamianüssen

ZUTATEN FÜR 2 PORTIONEN
400 g Blumenkohl
150 ml Kokosmilch
1 TL Currypulver
150 ml Gemüsebrühe (siehe Seite 108)
½ Stängel Koriander
Salz
weißer Pfeffer aus der Mühle
1 EL Limettensaft
1 EL gehackte Macadamianüsse

1. Den Blumenkohl waschen, putzen, in Röschen teilen und diese in etwa 1 cm dicke Scheiben schneiden. Von der dickflüssigen Kokosmilch, die sich üblicherweise bei Zimmertemperatur am Dosenrand absetzt, etwa 2 EL abnehmen und im Wok aufkochen. Das Currypulver hinzufügen, die Temperatur reduzieren und das Ganze unter ständigem Rühren 5 Minuten köcheln lassen.
2. Die restliche Kokosmilch, die Gemüsebrühe und den vorbereiteten Blumenkohl hinzufügen. Gemeinsam etwa 15 Minuten köcheln lassen, bis der Blumenkohl weich gegart ist.
3. Den Koriander abbrausen, trocken schütteln und die Blätter abzupfen, dann fein hacken. Das Curry mit Salz, Pfeffer, Limettensaft und gehacktem Koriander würzig abschmecken. Abschließend die gehackten Macadamianüsse darüberstreuen.

# Sauerkraut-Bohnen-Pfanne

ZUTATEN FÜR 2 PORTIONEN
120 g getr. Weiße Riesenbohnen
600 ml Gemüsebrühe (siehe Seite 108)
1 Lorbeerblatt
1 Thymianzweig
1 Rosmarinzweig
1 Zwiebel
2 Stängel glatte Petersilie
300 g Sauerkraut
1 EL Rapsöl
1 TL mildes Paprikapulver
Salz
weißer Pfeffer aus der Mühle

1. Die Weißen Bohnen über Nacht in reichlich Wasser einweichen.
2. Die Bohnen durch ein Sieb abgießen und mit warmem Wasser abbrausen. Die Bohnen in einem Topf gemeinsam mit der Gemüsebrühe, dem Lorbeerblatt und den Kräutern bei mittlerer Temperatur etwa 60 Minuten garen. Dabei ab und zu umrühren und bei Bedarf Wasser nachgießen. Nach der Kochzeit die Bohnen durch ein Sieb abgießen, dabei etwas Brühe aufheben und beiseitestellen. Die Kräuterzweige entsorgen.
3. Inzwischen die Zwiebel abziehen und fein würfeln. Die Petersilie waschen, trocken schütteln und fein hacken. Das Sauerkraut auf einem Brett ausbreiten und klein schneiden. Das Öl in einer Pfanne erhitzen und die Zwiebelwürfel darin andünsten. Das Sauerkraut unterrühren und alles mit Paprikapulver würzen. Gut verrühren, etwa 5 Minuten schmoren lassen, dann die Bohnen mit etwas Brühe dazugeben und vermischen. Mit Salz und Pfeffer abschmecken, abschließend mit der gehackten Petersilie bestreuen.

# Gemüserührei mit Austernpilzen

ZUTATEN FÜR 2 PORTIONEN
200 g Mangold
1 rote Zwiebel
1 Fenchelknolle
2 Karotten
120 g Austernpilze
1 TL Sesamöl
1 Knoblauchzehe
2 Eier
50 ml Kokosmilch
Salz
weißer Pfeffer aus der Mühle

1. Den Mangold gründlich waschen, putzen und die Blätter in Streifen schneiden. Die Zwiebel abziehen und in feine Streifen schneiden. Den Fenchel waschen und putzen, die Karotten schälen und beides ebenfalls in Streifen schneiden. Die Austernpilze putzen, mit Küchenpapier abreiben und in Streifen schneiden.
2. Das Sesamöl in einer großen beschichteten Pfanne erhitzen. Die Gemüse- und Austernpilzstreifen dazugeben. Alles gemeinsam rundherum anbraten. Den Knoblauch abziehen, durch eine Knoblauchpresse drücken und in die Pfanne geben.
3. Die Eier mit der Kokosmilch verquirlen, dann salzen und pfeffern.
4. Abschließend die Eimischung zum Gemüse geben, durchrühren und die Eiermasse komplett stocken lassen.

# Hirsevollkornnudeln mit Fenchel und Artischockenherzen

ZUTATEN FÜR 2 PORTIONEN

200 g Hirsevollkornnudeln

Salz

1 Fenchelknolle

4 in Öl eingelegte Artischockenherzen (Glas)

100 g junger Blattspinat

1 EL Kokosöl

2 EL Heumilchsahne

weißer Pfeffer aus der Mühle

1. Die Nudeln in kochendem Salzwasser bissfest garen, durch ein Sieb abgießen und abtropfen lassen.
2. Inzwischen den Fenchel waschen, putzen, halbieren und in dünne Scheiben schneiden. Die Artischockenherzen gut abtropfen lassen und in Spalten schneiden. Den Blattspinat verlesen, gründlich waschen und gut abtropfen lassen.
3. Das Kokosöl in einer großen Pfanne bei mittlerer Temperatur erwärmen. Die Fenchelscheiben und die Artischockenspalten darin rundherum anbraten. Dann 200 ml Wasser und die Sahne angießen, den Blattspinat hinzufügen und 5 Minuten köcheln lassen.
4. Die bissfest gegarten Hirsevollkornnudeln dazugeben, alles gemeinsam aufkochen lassen und abschließend mit Salz und Pfeffer abschmecken.

# Konjaknudeln mit Hanftofu und Spinat

ZUTATEN FÜR 2 PORTIONEN
200 g Konjaknudeln
1 Schalotte
1 Knoblauchzehe
120 g junger Blattspinat
100 g Hanftofu
1 EL Kokosöl
1 TL Limettensaft
Salz
weißer Pfeffer aus der Mühle

1. Die Konjaknudeln in einem Sieb mit warmem Wasser abbrausen und abtropfen lassen.
2. Die Schalotte und den Knoblauch abziehen, beides klein würfeln. Den Blattspinat verlesen, gründlich waschen und in Streifen schneiden. Den Hanftofu kalt abbrausen, trocken tupfen und klein würfeln.
3. In einer beschichteten Pfanne das Kokosöl erhitzen. Die Schalotten und den Knoblauch darin einige Minuten andünsten, bis die Zwiebeln weich sind. Den Tofu dazugeben und mitbraten lassen.
4. Abschließend den Spinat und die Nudeln dazugeben, alles gut untermischen. Mit Limettensaft, Salz und Pfeffer abschmecken.

**WAS SIND KONJAKNUDELN?**

Konjaknudeln werden im verzehrfertigen Zustand verkauft. Im Gegensatz zu herkömmlicher Pasta sind sie vegan, glutenfrei, zuckerfrei, beinhalten kaum Fett und fast keine Kohlenhydrate. Es gibt Produkte, die an europäische Essgewohnheiten angepasst sind; die ursprünglichen Shirataki-Nudeln stammen aus Japan. Konjaknudeln bestehen zu 97 Prozent aus Wasser und 2,7 Prozent aus Konjakmehl, das aus der Konjakpflanze gewonnen wird.

# Knusprige Tempehwürfel mit Pfannengemüse und Koriander

ZUTATEN FÜR 2 PORTIONEN
200 g Biotempeh
2 Karotten
300 g Brokkoli
2 Frühlingszwiebeln
1 EL Kokosöl
Salz
weißer Pfeffer aus der Mühle
250 ml Gemüsebrühe (siehe Seite 108)
1 EL gehackter Koriander

1. Den Tempeh kalt abbrausen, trocken tupfen und klein würfeln. Die Karotten schälen und in dünne Scheiben schneiden. Den Brokkoli waschen, putzen und in kleine Röschen teilen. Die Frühlingszwiebeln waschen, putzen und in dünne Scheiben schneiden.
2. Das Kokosöl in einer großen beschichteten Pfanne erhitzen und die Tempehwürfel darin knusprig braten. Den Tempeh herausnehmen und beiseitestellen. Das Gemüse hineingeben und mitbraten. Mit Salz und Pfeffer abschmecken.
3. Die Gemüsebrühe angießen und das Ganze einige Minuten köcheln lassen. Die Tempehwürfel wieder dazugeben und alles gemeinsam aufkochen lassen. Mit Salz und Pfeffer abschmecken. Abschließend mit gehacktem Koriander bestreuen und anrichten.

# Hirseschnitten mit Petersilie

ZUTATEN FÜR 2 PORTIONEN
400 ml Gemüsebrühe (siehe Seite 108)
60 g Hirse
Salz
weißer Pfeffer aus der Mühle
60 g Hirsemehl
1 EL Rapsöl
2 Stängel Petersilie
1 Ei
2 EL Kokosöl

1. Von der Gemüsebrühe 200 ml in einem Topf aufkochen, vom Herd nehmen und die Hirse in der Brühe etwa 25 Minuten quellen lassen. Die restliche Gemüsebrühe hinzugeben und alles erneut kurz aufkochen lassen. Mit Salz und Pfeffer abschmecken.
2. Nun das Hirsemehl einstreuen und die Masse bei mittlerer Temperatur unter ständigem Rühren etwa 5 Minuten köcheln lassen, bis sie eine zähflüssige Konsistenz annimmt. Danach den Topf vom Herd nehmen und beiseitestellen. Eine flache Auflaufform (etwa 20 x 20 cm) mit Rapsöl einfetten.
3. Die Petersilie waschen, trocken schütteln, die Blätter abzupfen und fein schneiden. Die Petersilie gemeinsam mit dem Ei unter die noch warme, aber nicht mehr ganz heiße, Masse rühren. Anschließend die Hirsemasse gleichmäßig in der Auflaufform verteilen.
4. Die Hirsemasse auskühlen lassen, bis sie schnittfest ist, und danach in etwa 4 gleich große Stücke schneiden. Das Kokosöl in einer beschichteten Pfanne erhitzen und die Hirseschnitten darin von beiden Seiten goldbraun anbraten.

# Süßkartoffelpizza mit Mozzarella

ZUTATEN FÜR 2 PORTIONEN

800 g Süßkartoffeln
Salz
80 g Mandelmehl
1 Ei
weißer Pfeffer aus der Mühle
2 Kugeln Büffelmozzarella
1 Stange Lauch
100 g Champignons
1 TL getr. Thymian
1 TL getr. Oregano

1. Die Süßkartoffeln schälen, in kleine Stücke schneiden und in Salzwasser weich kochen. Abgießen, ausdampfen lassen, mit einer Kartoffelpresse zu Brei verarbeiten, etwas abkühlen lassen. Inzwischen den Backofen auf 220 °C (Ober-/Unterhitze) vorheizen.
2. Das Mandelmehl sowie das Ei zu den Kartoffeln geben und die Masse mit Salz und Pfeffer abschmecken. Das Ganze zu einem festen Teig verkneten. Den Teig in eine mit Backpapier ausgelegte Backpfanne geben und mit bemehlten Händen flach drücken.
3. Den Mozzarella kalt abbrausen, trocken tupfen und in Scheiben schneiden. Den Lauch der Länge nach halbieren, gründlich waschen und in dünne Streifen schneiden. Die Champignons putzen und in dünne Scheiben schneiden.
4. Die vorbereiteten Zutaten auf dem Süßkartoffelteig verteilen, mit Thymian und Oregano bestreuen. Alles leicht mit Salz und Pfeffer abschmecken. Die Süßkartoffelpizza im vorgeheizten Backofen in etwa 30–35 Minuten auf der untersten Schiene goldbraun backen.

# Knusprige Tofuecken auf Karotten-Fenchel-Gemüse

ZUTATEN FÜR 2 PORTIONEN
1 Fenchelknolle
2 Karotten
200 ml Gemüsebrühe (siehe Seite 108)
Salz
weißer Pfeffer aus der Mühle
2 Stängel Basilikum
200 g Hanftofu
1 EL Olivenöl

1. Den Fenchel gründlich waschen, putzen und in feine Streifen schneiden. Die Karotten schälen und in dünne Scheiben schneiden. Das Gemüse in der Gemüsebrühe weich garen.
2. Abschließend mit Salz und Pfeffer abschmecken. Das Basilikum kalt abbrausen, trocken schütteln, die Blättchen abzupfen, klein schneiden und dazu geben.
3. Inzwischen den Tofu kalt abbrausen, trocken tupfen, der Länge nach teilen und diagonal in Dreiecke schneiden. Anschließend mit Salz und Pfeffer bestreuen.
4. Das Olivenöl in einer beschichteten Pfanne erhitzen und die Tofuecken darin bei mittlerer Temperatur von beiden Seiten knusprig goldgelb braten. Abschließend das Gemüse mit den Tofuecken anrichten.

# Gefüllte Kohlrabi mit Käse und Hirse

ZUTATEN FÜR 2 PORTIONEN

1 Zwiebel
1 Karotte
400 ml Gemüsebrühe (siehe Seite 108)
100 g Hirse
Salz
weißer Pfeffer aus der Mühle
4 kleine Kohlrabi
100 g Biosauerrahm
1 EL gehackte Petersilie
2 EL Schweizer Reibekäse, alternativ sehr würziger Bergkäse, gerieben

1. Die Zwiebel abziehen und fein würfeln. Die Karotte schälen und klein würfeln. Von der Gemüsebrühe 200 ml in einem Topf mit den Zwiebel- und den Karottenwürfeln aufkochen, den Topf vom Herd nehmen und in dem Sud die Hirse etwa 25 Minuten quellen lassen.
2. Die restliche Gemüsebrühe (200 ml) hinzugeben und alles erneut kurz aufkochen lassen. Mit Salz und Pfeffer abschmecken. Den Backofen auf 200 °C (Ober-/Unterhitze) vorheizen.
3. Die Kohlrabi schälen, den Deckel abschneiden und die Knollen aushöhlen. Das Innere klein schneiden und gemeinsam mit dem Sauerrahm und der Petersilie zur Hirse geben. Die Hirsemasse mit Salz und Pfeffer kräftig abschmecken und in die ausgehöhlten Kohlrabis füllen, mit Reibekäse bestreuen und im vorgeheizten Backofen etwa 30 Minuten backen.

# Gedünsteter Pak Choi mit Jakobsmuscheln und Fenchel

ZUTATEN FÜR 2 PORTIONEN
200 g Jakobsmuscheln, küchenfertig
1 TL Zitronensaft
Salz
weißer Pfeffer aus der Mühle
2 Köpfe Pak Choi
1 kleine Fenchelknolle
2 Frühlingszwiebeln
½ Bund frischer Koriander
1 EL Olivenöl
1 TL Currypulver
100 ml Gemüsebrühe (siehe Seite 108)
100 ml Kokosmilch

1. Die Jakobsmuscheln kalt abbrausen und trocken tupfen. Anschließend in dünne Scheiben schneiden und mit dem Zitronensaft beträufeln, dann salzen und pfeffern.
2. Den Pak Choi waschen, putzen und die Blätter in dünne Streifen schneiden. Den Fenchel waschen, putzen und ebenfalls in feine Streifen schneiden. Die Frühlingszwiebeln waschen, putzen und schräg in etwa 1 cm breite Streifen schneiden. Den Koriander waschen, trocken schütteln und fein hacken.
3. Das Öl in einer Pfanne erhitzen. Die Fenchel- und Frühlingszwiebelstreifen dazugeben, kurz von allen Seiten anbraten. Die Pak-Choi-Streifen und das Currypulver dazugeben, gut verrühren. Mit der Gemüsebrühe und der Kokosmilch ablöschen, dann alles aufkochen lassen. Die Jakobsmuschelstreifen dazugeben, gut durchrühren und das Ganze bei geringer Temperatur nicht mehr als 10 Minuten fertig garen lassen.
4. Abschließend mit Salz und Pfeffer abschmecken, mit dem gehackten Koriander bestreuen.

# Jakobsmuschelreibekuchen

ZUTATEN FÜR 2 PORTIONEN
6 Jakobsmuscheln, küchenfertig
200 g Süßkartoffeln
1 Schalotte
Salz
weißer Pfeffer aus der Mühle
1 Prise frisch geriebene Muskatnuss
2 EL Kokosöl

1. Die Jakobsmuscheln kalt abbrausen, trocken tupfen in sehr dünne Scheiben schneiden. Die Süßkartoffeln schälen und fein reiben. Die geriebene Kartoffelmasse in ein sauberes Küchentuch aus Baumwolle geben, dann kurz und kräftig ausdrücken.
2. Die Schalotte abziehen, fein schneiden und mit den Kartoffeln und den Jakobsmuschelscheiben in einer Schüssel vermischen. Mit Salz, Pfeffer und Muskatnuss abschmecken. Das Kokosöl in einer Pfanne erhitzen.
3. Die vorbereitete Masse mit einem Esslöffel portionsweise in die Pfanne geben und mit dem Löffelrücken flach zu Reibekuchen drücken. Die Reibekuchen von beiden Seiten goldbraun backen, dann auf Küchenpapier vor dem Servieren kurz entfetten lassen.

# Meeresfrüchte mit Süßkartoffeln, Rübchen und Brokkoli

ZUTATEN FÜR 2 PORTIONEN
400 g Süßkartoffeln
1 Zwiebel
200 g Teltower Rübchen
200 g Brokkoli
1 TL Rapsöl
Salz
1 TL Olivenöl
100 g Garnelen, gekocht, küchenfertig
100 g Miesmuschelfleisch, gekocht (TK)
weißer Pfeffer aus der Mühle
1 Knoblauchzehe

1. Die Süßkartoffeln schälen und klein würfeln. Die Zwiebel abziehen und fein würfeln. Die Rübchen schälen und in kleine Spalten schneiden. Den Brokkoli waschen, putzen und in kleine Röschen teilen.
2. In einem großen Topf das Rapsöl erhitzen und die Zwiebelwürfel darin glasig dünsten. Die Süßkartoffelwürfel, Rübchenspalten und Brokkoliröschen hinzufügen, dann mit 400 ml Wasser auffüllen. Salzen und etwa 20 Minuten kochen lassen, dabei ab und zu umrühren.
3. Inzwischen das Olivenöl in einer großen Pfanne erhitzen. Garnelen und Muscheln kalt abbrausen, trocken tupfen und in die Pfanne geben. Mit Salz und Pfeffer bestreuen. Die Knoblauchzehe abziehen, durch eine Knoblauchpresse drücken und ebenfalls in die Pfanne geben. Die Meeresfrüchte bei mittlerer Temperatur knusprig braten.
4. Die gegarten Gemüse durch ein Sieb abgießen, dann zu den Meeresfrüchten geben. Alles gut durchschwenken und abschließend mit Salz und Pfeffer abschmecken.

# Riesengarnelen mit Champignon-Käse-Reis

ZUTATEN FÜR 2 PORTIONEN
100 g Basmatireis
1 Zwiebel
100 g Champignons
3 EL Kokosöl
400 ml Gemüsebrühe (siehe Seite 108)
Salz
weißer Pfeffer aus der Mühle
2 EL geriebener Schweizer Käse, etwa Greyerzer
8 Riesengarnelen (frisch oder TK)

1. Den Basmatireis in einem Sieb kalt abbrausen und 2 Stunden in Wasser einweichen.
2. Inzwischen die Zwiebel abziehen und fein würfeln. Die Champignons mit Küchenpapier abreiben und klein schneiden. In einem Topf 1 EL Kokosöl erhitzen und die Zwiebelwürfel sowie die Champignonstücke darin anbraten.
3. Den Reis durch ein Sieb abgießen, zu den Champignons geben und unter Rühren mit etwa der Hälfte von der Gemüsebrühe ablöschen. Das Ganze einkochen lassen. Den Reis salzen, pfeffern und bei geschlossenem Deckel 15–20 Minuten garen. Dabei ab und zu umrühren und bei Bedarf Wasser nachgießen. Abschließend den geriebenen Käse unterrühren und den Reis abschmecken.
4. Inzwischen die Riesengarnelen (gegebenenfalls vorher auftauen lassen) kalt abbrausen, trocken tupfen und mit Salz bestreuen. Das restliche Kokosöl (2 EL) in einer Pfanne erhitzen und die Garnelen darin bei mittlerer Temperatur von beiden Seiten braten, abschließend mit dem Champignonreis anrichten.

# Bunter Gemüsereis mit Fischfilet

ZUTATEN FÜR 2 PORTIONEN
60 g Basmatireis
Salz
2 Karotten
300 g grüner Spargel
400 ml Gemüsebrühe (siehe Seite 108)
180 g Alaska-Heilbuttfilet (TK)
weißer Pfeffer aus der Mühle
1 TL Rapsöl
1 EL gehackte Petersilie

1. Den Reis kalt abbrausen und in kaltem Wasser etwa 2 Stunden wässern. Anschließend nach Packungsanleitung in Salzwasser garen.
2. Die Karotten schälen und in dünne Scheiben schneiden. Den Spargel waschen und das untere Drittel schälen. Die unteren Enden (etwa 1 cm) kappen. Dann den Spargel in schräge, dünne Scheiben schneiden. Die Gemüsebrühe in einem Topf erhitzen und darin die Spargel- und Karottenscheiben garen.
3. Inzwischen den Fisch kalt abbrausen, trocken tupfen, würfeln und mit Salz und Pfeffer bestreuen. Das Rapsöl in einer beschichteten Pfanne erwärmen und die Fischwürfel darin von allen Seiten bei mittlerer Temperatur braten.
4. Den fertig gegarten Reis durch ein Sieb abgießen, zum Gemüse geben und vermengen. Abschließend mit Salz und Pfeffer abschmecken und das Gemüse mit den Fischwürfeln anrichten. Die gehackte Petersilie darüberstreuen.

# Sauerkrauttopf mit Fisch und Gemüse

ZUTATEN FÜR 2 PORTIONEN
200 g Alaska-Heilbuttfilet (TK)
100 g Garnelen, küchenfertig
1 rote Zwiebel
2 Karotten
1 EL Olivenöl
200 g Sauerkraut
1 TL Kastanienmehl
300 g Süßkartoffeln
Salz
¼ TL mildes Paprikapulver
¼ TL gem. Kümmel
weißer Pfeffer aus der Mühle

1. Den Fisch unter kaltem Wasser abbrausen, trocken tupfen und klein würfeln. Die Garnelen kalt abbrausen und in einem Sieb abtropfen lassen. Die Zwiebel abziehen und fein würfeln. Die Karotten schälen und in Scheiben schneiden.
2. Das Olivenöl erhitzen und die Zwiebelwürfel sowie die Karottenscheiben darin andünsten. Das Sauerkraut dazugeben, leicht mit Kastanienmehl bestäuben und mit kaltem Wasser auffüllen. Die Süßkartoffeln schälen, würfeln und dazugeben.
3. Aufkochen lassen, mit Salz, Paprikapulver, Kümmel sowie Pfeffer abschmecken und das Ganze etwa 15 Minuten bei mittlerer Temperatur kochen lassen, bis die Karotten und Süßkartoffeln weich sind. Abschließend das vorbereitete Fischfilet und die Garnelen dazugeben, leicht unterrühren und bei mittlerer Temperatur etwa 15 Minuten gar ziehen lassen. Mit Salz und Pfeffer würzig abschmecken.

# Straußenbrustfleisch mit Wokgemüse

ZUTATEN FÜR 2 PORTIONEN
250 g Straußenbrustfleisch, ohne Haut
Salz
weißer Pfeffer aus der Mühle
2 Karotten
2 Frühlingszwiebeln
80 g Shiitakepilze
2 EL Kokosöl
200 g Konjaknudeln (siehe Seite 114)

1. Das Straußenfleisch kalt abspülen, trocken tupfen und in Streifen schneiden. Mit Salz und Pfeffer bestreuen. Die Karotten schälen, dann zuerst längs halbieren und in lange Streifen schneiden, dann in feine Stifte zerteilen. Die Frühlingszwiebeln waschen, putzen und in Scheiben schneiden.
2. Die Shiitakepilze mit Küchenpapier abreiben, putzen und in dünne Scheiben schneiden. Das Kokosöl in einem Wok oder einer beschichteten Pfanne erhitzen und die Fleischstreifen darin rundherum anbraten. Karottenstifte und Frühlingszwiebelscheiben dazugeben. Das Ganze unter Rühren etwa 20 Minuten braten.
3. Die Nudeln in einem Sieb mit warmem Wasser abbrausen. Dann ebenfalls in den Wok oder in die Pfanne geben und abschließend das Ganze mit Salz und Pfeffer abschmecken.

# Asiahühnchen mit Brokkoli und Ananas

ZUTATEN FÜR 2 PORTIONEN
1 Frühlingszwiebel
200 g Brokkoli
1 Knoblauchzehe
1 Stück Ingwer, 2 cm lang
4 Stängel Koriander
1 Babyananas
300 g Hähnchenbrustfilet
2 EL Kokosöl
1 TL Currypulver
80 ml Kokosmilch
1 EL gehackte Pistazien
Salz
weißer Pfeffer aus der Mühle

1. Die Frühlingszwiebel waschen, putzen und in Scheiben schneiden. Den Brokkoli waschen, putzen und in kleine Röschen teilen. Den Knoblauch abziehen und fein hacken. Den Ingwer schälen und fein hacken. Den Koriander waschen, trocken schütteln und die Blätter abzupfen. Die Babyananas großzügig schälen, halbieren, den Strunk entfernen und das Fruchtfleisch in dünne Scheiben schneiden.
2. Die Hähnchenbrustfilets kalt abbrausen, trocken tupfen und klein würfeln. Das Kokosöl in einer großen beschichteten Pfanne erhitzen und das Fleisch darin scharf anbraten, dabei ständig umrühren und nach 1 Minute die Temperatur reduzieren.
3. Nacheinander Currypulver, Frühlingszwiebelscheiben, fein gehackten Knoblauch und Ingwer, die Brokkoliröschen sowie die Ananasscheiben hinzugeben. Alles unter ständigem Rühren 10 Minuten braten. Abschließend die Kokosmilch, Pistazien und Korianderblätter dazugeben, gründlich verrühren, kurz aufkochen und mit Salz und Pfeffer würzig abschmecken.

# Bunte Hähnchen-Reis-Pfanne

ZUTATEN FÜR 2 PORTIONEN
80 g Basmatireis
1 Schalotte
300 g Hähnchenbrustfleisch, ohne Haut
1 EL Rapsöl
600 ml Gemüsebrühe (siehe Seite 108)
200 g Lauch
2 Karotten
300 g Romanesco
Salz
weißer Pfeffer aus der Mühle
1 EL gehackte Petersilie
1 EL gehacktes Liebstöckel

1. Den Basmatireis in einem Sieb kalt abbrausen und in kaltem Wasser etwa 2 Stunden wässern. Die Schalotte abziehen und fein würfeln. Das Hähnchenfleisch kalt abbrausen, trocken tupfen und klein würfeln.
2. Das Rapsöl in einem Topf erhitzen und darin Schalotten- und Fleischwürfel anbraten. Den Reis durch ein Sieb abgießen, nochmals abbrausen und dazugeben. Mit der Gemüsebrühe auffüllen und aufkochen lassen. Den Lauch waschen, putzen und in Streifen schneiden. Die Karotten schälen und klein würfeln, den Romanesco waschen und in kleine Röschen teilen.
3. Das Gemüse zu dem Fleisch in den Topf geben und mit Salz und Pfeffer abschmecken. Alles aufkochen lassen und bei geringer Temperatur etwa 20 Minuten garen. Abschließend nochmals mit Salz und Pfeffer abschmecken und mit den frischen Kräutern verfeinert anrichten.

# Geschnetzelte Entenbrust mit Rosenkohl-Aprikosen-Sahne-Soße

ZUTATEN FÜR 2 PORTIONEN
250 g Rosenkohl
Salz
1 Zwiebel
300 g Entenbrust ohne Haut
1 EL Kokosöl
weißer Pfeffer aus der Mühle
2 Bioaprikosen
250 ml Gemüsebrühe (siehe Seite 108)
80 ml Heumilchsahne

1. Den Rosenkohl putzen, die Röschen halbieren. Den Rosenkohl in kochendem Salzwasser in 15 Minuten bissfest garen. Dann durch ein Sieb abgießen, kalt abschrecken und abtropfen lassen.
2. Die Zwiebel abziehen und klein würfeln. Die Entenbrust kalt abbrausen, trocken tupfen und in Streifen schneiden. Das Kokosöl in einer beschichteten Pfanne erhitzen, die Entenbruststreifen darin von beiden Seiten anbraten, dabei salzen und pfeffern.
3. Die Aprikosen schälen, entsteinen und das Fruchtfleisch klein schneiden. Die Aprikosenstücke mit den Zwiebelwürfeln zum Fleisch geben und weich schmoren. Mit der Gemüsebrühe ablöschen, die Sahne angießen. Alles etwa 15 Minuten köcheln lassen. Abschließend den vorgegarten Rosenkohl dazugeben, gemeinsam aufkochen lassen und mit Salz und Pfeffer abschmecken.

# Süßkartoffel-Spargel-Pfanne mit Putenstreifen

ZUTATEN FÜR 2 PORTIONEN
300 g Süßkartoffeln
800 g weißer Spargel
300 g Bioputenbrustfleisch
1 EL Kokosöl
Salz
weißer Pfeffer aus der Mühle
1 kleines Bund Dill

1. Die Süßkartoffeln schälen und in dünne Spalten schneiden. Den Spargel waschen, sorgfältig schälen, die unteren Enden kappen. Den Spargel schräg in dünne Scheiben schneiden. Das Putenfleisch kalt abbrausen, trocken tupfen und in Streifen schneiden.
2. Das Kokosöl in einer großen Pfanne erhitzen, die Putenbruststreifen darin rundherum kräftig anbraten, salzen und pfeffern. Danach das Fleisch aus der Pfanne nehmen.
3. Die Süßkartoffelspalten mit den Spargelscheiben in die Pfanne geben und darin unter Wenden etwa 20 Minuten garen. Gegebenenfalls etwas Wasser angießen. Dann das Fleisch wieder dazugeben und alles gut erhitzen.
4. Den Dill waschen, trocken schütteln und fein hacken. Abschließend das Gericht mit Salz, Pfeffer und Dill würzig abschmecken.

# Schweinefilet mit Orangenfenchel

ZUTATEN FÜR 2 PORTIONEN
2 Bioorangen
1 Fenchelknolle
2 EL Kokosöl
1 Knoblauchzehe
100 ml Orangensaft
Salz
weißer Pfeffer aus der Mühle
300 g Bioschweinefilet

1. Die Orangen oben und unten kappen, auf die Arbeitsfläche stellen und mit einem Messer großzügig abschälen. Die geschälten Orangen in die hohle Hand legen und mit einem scharfen Messer beidseitig an den weißen Zwischenhäuten keilförmig zur Mitte schneiden und so die Filets herausnehmen.
2. Die Fenchelknolle waschen, putzen und in hauchdünne Streifen schneiden oder hobeln. In einer Pfanne 1 EL Kokosöl erwärmen und den Fenchel darin andünsten. Die Orangenfilets unterheben.
3. Die Knoblauchzehe abziehen, durch eine Knoblauchpresse drücken und in die Pfanne geben. Den Orangensaft angießen und alles gemeinsam aufkochen lassen. Abschließend das Fenchel-Orangen-Gemüse mit Salz und Pfeffer abschmecken.
4. Inzwischen das Schweinefilet unter fließendem kalten Wasser abbrausen, trocken tupfen und in 4 Scheiben schneiden. Mit der Hand leicht flach drücken und von beiden Seiten mit Salz und Pfeffer bestreuen. Das restliche Kokosöl (1 EL) in einer Pfanne erhitzen und das Schweinefilet darin von beiden Seiten braten, abschließend mit dem Gemüse anrichten.

# Lammfilet mit orientalischem Bohnengemüse

ZUTATEN FÜR 2 PORTIONEN
80 g getr. Weiße Bohnen
1 Zwiebel
1 Knoblauchzehe
1 EL gehackte glatte Petersilie
2 EL Kokosöl
1 TL Currypulver
Salz
weißer Pfeffer aus der Mühle
240 g Lammfilet
1 Karotte
100 g Staudensellerie
500 ml Gemüsebrühe (siehe Seite 108)
¼ TL gem. Koriander
¼ TL gem. Kreuzkümmel
¼ TL gem. Kurkuma
1 TL Limettensaft

1. Die Bohnen über Nacht in reichlich Wasser einweichen.
2. Für die Marinade die Zwiebel und die Knoblauchzehe abziehen, beides fein hacken und mit Petersilie, 1 EL Kokosöl, Currypulver und etwas Salz in einer Schüssel vermischen.
3. Das Lammfilet kalt abbrausen, trocken tupfen und das Fleisch würfeln. Dann in der Marinade wenden. Das Ganze 30 Minuten durchziehen lassen.
4. Inzwischen die Bohnen durch ein Sieb abgießen und kalt abspülen, bis das Wasser klar abläuft. Die Karotte schälen und klein würfeln. Den Staudensellerie waschen, putzen und klein würfeln. Die Gemüsebrühe in einem Topf erhitzen. Die Bohnen, die Karotten- und Selleriewürfel sowie die Gewürze hinzufügen und alles 25 Minuten köcheln lassen, bis die Bohnen weich sind.
5. Das restliche Kokosöl (1 EL) erhitzen. Die Lammwürfel aus der Marinade nehmen, abtropfen lassen und im heißen Öl braten. Die Lammwürfel zum Bohnengemüse geben und das Ganze mit Limettensaft, Salz und Pfeffer abschmecken.

# Asiaröllchen mit Rindfleisch und Gemüse

ZUTATEN FÜR 2 PORTIONEN
1 Karotte
1 Frühlingszwiebel
60 g Austernpilze
50 g Biosojasprossen
1 Schalotte
180 g Rinderfilet
2–3 EL Kokosöl
Salz
weißer Pfeffer aus der Mühle
1 Knoblauchzehe
8 Reisteigplatten für Frühlingsrollen
1 Eiweiß



1. Die Karotte schälen und zuerst in Scheiben, dann in dünne Stifte schneiden. Die Frühlingszwiebel waschen und putzen, die Austernpilze putzen, mit Küchenpapier abreiben und beides ebenfalls in dünne Streifen schneiden. Die Sojasprossen in einem Sieb mit warmem Wasser abbrausen, dann abtropfen lassen. Die Schalotte abziehen und in feine Streifen schneiden.
2. Das Rinderfilet abbrausen, trocken tupfen und in Streifen schneiden. In einer Pfanne 1 EL Kokosöl erhitzen und das Fleisch darin anbraten. Mit Salz und Pfeffer bestreuen. Die Sojasprossen, Karottenstifte, Frühlingszwiebel-, Austernpilz- und Schalottenscheiben dazugeben, alles braten. Den Knoblauch abziehen, durch eine Knoblauchpresse drücken und in die Pfanne geben. Die Mischung mit Salz und Pfeffer würzig abschmecken.
3. Je 2 Platten vom Frühlingsrollenteig auf einem angefeuchteten Küchentuch auslegen, die Platten mit Eiweiß bepinseln. Jeweils in die Mitte etwa 1 EL von der Füllung geben. Den Teig zusammenrollen, dabei die Enden einschlagen. In einer Pfanne 1 EL Kokosöl stark erhitzen (gegebenenfalls später noch 1 EL) und die Rollen darin rundherum knusprig braten.

# Schmorpfanne vom Rind mit Gemüse

ZUTATEN FÜR 2 PORTIONEN
200 g Knollensellerie
4 Karotten
2 Schalotten
1 Rosmarinzweig
2 Stängel glatte Petersilie
250 g Biorinderhüftfleisch
Salz
weißer Pfeffer aus der Mühle
1 EL Kokosöl
250 ml Gemüsebrühe (siehe Seite 108)

1. Für das Schmorgemüse den Sellerie schälen und in walnussgroße Stücke schneiden. Die Karotten schälen und in Scheiben schneiden. Die Schalotten abziehen und klein schneiden, den Rosmarin waschen, trocken schütteln und die Nadeln abzupfen. Die Petersilie waschen und trocken schütteln, die Blätter abzupfen. Den Backofen auf 200 °C (Ober-/Unterhitze) vorheizen.
2. Das Rindfleisch kalt abbrausen, trocken tupfen und rundherum salzen und pfeffern. Das Kokosöl in einer Pfanne erhitzen und das Fleisch darin von allen Seiten kräftig anbraten. Anschließend das angebratene Fleisch mit dem Gemüse und dem Rosmarin in eine große Auflaufform geben, die Gemüsebrühe angießen und das Ganze im vorgeheizten Backofen zunächst etwa 10 Minuten und anschließend etwa 90 Minuten bei maximal 90 °C Umluft garen.
3. Die Petersilienblätter zum Schmorgemüse geben und dieses mit Salz und Pfeffer abschmecken. Das Fleisch herausnehmen, in Scheiben schneiden und mit dem Schmorgemüse anrichten.

# Kleine Rindsrouladen mit geschmortem Kohlrabi

ZUTATEN FÜR 2 PORTIONEN

1 Petersilienwurzel

2 Karotten

4 Scheiben Rinderhüftfleisch (à 60 g)

Salz

weißer Pfeffer aus der Mühle

1 EL Kokosöl

2 Kohlrabi

1 Zwiebel

500 ml Gemüsebrühe (siehe Seite 108)

1 EL gehackte glatte Petersilie

1. Die Petersilienwurzel und die Karotten schälen, beides in Stäbchen schneiden. Das Rindfleisch zwischen zwei Lagen Frischhaltefolie flach klopfen, von beiden Seiten salzen und pfeffern. Auf die Fleischscheiben mittig die Gemüsestäbchen legen. Die Fleischscheiben einrollen und mit Küchengarn festbinden.
2. Das Kokosöl in einer Pfanne stark erhitzen und die Röllchen darin rundherum anbraten.
3. Inzwischen Den Kohlrabi putzen und schälen, dann in kleine Stücke schneiden. Die Zwiebel abziehen und in Streifen scheiden. Die Kohlrabistücke und Zwiebelstreifen zu den Röllchen geben, die Gemüsebrühe angießen und das Ganze etwa 50 Minuten schmoren lassen. Bei Bedarf etwas Wasser nachgießen.
4. Abschließend die gehackte Petersilie dazugeben. Den Gemüsesud mit Salz und Pfeffer abschmecken. Alles gemeinsam anrichten.

# Gemüsepfanne mit Rindfleischstreifen

ZUTATEN FÜR 2 PORTIONEN
300 g Rinderhüftfleisch
1 Fenchelknolle
300 g Lauch
2 Karotten
1 rote Zwiebel
1 EL Kokosöl
Salz
weißer Pfeffer aus der Mühle
1 Knoblauchzehe

1. Das Rindfleisch kalt abbrausen, trocken tupfen und in dünne Streifen schneiden. Den Fenchel waschen, putzen und in dünne Streifen schneiden. Den Lauch waschen und putzen, die Karotten schälen und beides ebenfalls in Streifen schneiden. Die Zwiebel abziehen und in feine Streifen schneiden.
2. Das Kokosöl in einer beschichteten Pfanne erhitzen. Die Fleischstreifen dazugeben und unter ständigem Wenden rundherum anbraten. Das Fleisch salzen und pfeffern.
3. Das Gemüse in die Pfanne geben und mitbraten. Den Knoblauch abziehen, durch eine Knoblauchpresse drücken und in die Pfanne geben. Das Ganze gut durchbraten und abschließend mit Salz und Pfeffer würzig abschmecken.

# Süßkartoffelkraut mit Rindersteak

ZUTATEN FÜR 2 PORTIONEN
200 g Süßkartoffeln
Salz
400 g Weißkohl
1 Zwiebel
1 EL Rapsöl
weißer Pfeffer aus der Mühle
300 ml Gemüsebrühe (siehe Seite 108)
2 Biorumpsteaks à 150 g
etwas Rapsöl zum Braten
½ TL getr. Majoran

1. Die Süßkartoffeln schälen und würfeln. Die Süßkartoffelwürfel in Salzwasser bissfest garen. Inzwischen den Weißkohl waschen, putzen und in dünne Streifen schneiden. Die Zwiebel abziehen und fein würfeln.
2. Das Rapsöl in einem Topf erwärmen und die Zwiebelwürfel darin glasig dünsten. Den Weißkohl dazugeben, salzen, pfeffern und die Gemüsebrühe angießen. Bei geschlossenem Deckel das Ganze in 15 Minuten weich dünsten.
3. Inzwischen das Rindfleisch kalt abbrausen, trocken tupfen, leicht klopfen und von beiden Seiten mit Salz und Pfeffer bestreuen. Eine beschichtete Pfanne mit Rapsöl ausreiben, erhitzen und die beiden Steaks darin von beiden Seiten und je nach Belieben durchbraten.
4. Die Süßkartoffeln abgießen, unter den Weißkohl heben und einige Minuten mitgaren lassen. Abschließend mit Salz, Pfeffer und Majoran abschmecken. Die Steaks aus der Pfanne nehmen, in Streifen schneiden und mit dem Süßkartoffelkraut anrichten.

# Kopfsalat mit Algenspaghetti und Fenchel

ZUTATEN FÜR 2 PORTIONEN

40 g Algenspaghetti

Salz

1 EL Zitronensaft

½ Kopfsalat

1 Fenchelknolle

1 EL weißer Balsamicoessig

1 EL Avocadoöl

1 Tropfen Stevia-Flüssigsüßstoff

weißer Pfeffer aus der Mühle

1. Die Algenspaghetti in kaltem Wasser etwa 20 Minuten einweichen. Anschließend abgießen und kalt abbrausen. Die Algenspaghetti in kochendem Salzwasser mit dem Zitronensaft 20 Minuten garen. Anschließend durch ein Sieb abgießen, kalt abbrausen und abtropfen lassen.
2. Den Kopfsalat waschen, putzen und die Blätter trocken schleudern. Den Fenchel waschen, putzen und in hauchdünne Streifen schneiden oder hobeln. Balsamicoessig, 3 EL Wasser und Avocadoöl zu einer Vinaigrette verquirlen. Diese mit Salz, Stevia-Flüssigsüßstoff und Pfeffer süßlich-scharf abschmecken.
3. Die Salatblätter klein reißen, diese mit den Algenspaghetti und den Fenchelscheiben in einer Schüssel vermengen. Gemeinsam mit der Vinaigrette gut durchmischen und 10 Minuten ziehen lassen. Abschließend würzig abschmecken und anrichten.

# Blattsalate mit Oliven und Feta

ZUTATEN FÜR 2 PORTIONEN

400 g gemischte Blattsalate (z. B. Endivie, Radicchio, Eichblattsalat, Portulak)
8 grüne entsteinte Oliven
120 g Feta
1 Zwiebel
2 Stängel Basilikum
1 EL Balsamicoessig
Salz
weißer Pfeffer aus der Mühle
1 EL Olivenöl

1. Die Blattsalate verlesen, waschen und trocken schleudern. Die Oliven schräg halbieren. Den Feta klein würfeln. Die Zwiebel abziehen und ebenfalls klein würfeln. Das Basilikum waschen, trocken schütteln, die Blättchen abzupfen und fein hacken.
2. Balsamicoessig, Salz, Pfeffer, Zwiebelwürfel, gehacktes Basilikum sowie Olivenöl zu einer Vinaigrette verquirlen und würzig abschmecken. Die vorbereiteten Salatblätter klein reißen und in einer großen Schüssel mit der Vinaigrette locker vermischen, dann anrichten. Abschließend die Fetawürfel und Oliven über den Salat verteilen.

# Eisbergsalat mit Erdbeeren und Pekannüssen

ZUTATEN FÜR 2 PORTIONEN

1 Kopf Eisbergsalat

200 g Erdbeeren

1 Kohlrabi

je 1/3 Bund Petersilie, Basilikum und Estragon

150 g Biosauerrahm

weißer Pfeffer aus der Mühle

Salz

1 Tropfen Stevia-Flüssigsüßstoff

50 g Pekannusskerne

1. Den Eisbergsalat putzen, klein schneiden, waschen und trocken schleudern. Die Erdbeeren waschen, putzen und vierteln. Den Kohlrabi schälen, vierteln und in hauchdünne Scheiben schneiden.
2. Für das Dressing die Kräuter waschen, trocken schütteln und fein hacken. Den Sauerrahm in eine Schüssel geben und glatt rühren. Den Pfeffer und die Kräuter dazugeben, gründlich verrühren und mit Salz sowie nach Belieben mit Stevia-Flüssigsüßstoff abschmecken.
3. Den Eisbergsalat mit den Erdbeeren und den Kohlrabischeiben dekorativ auf Teller verteilen und mit dem Dressing beträufeln. Abschließend mit den Pekannüssen bestreuen.

# Römersalat mit Austernpilzen und Mozzarella

ZUTATEN FÜR 2 PORTIONEN
1 Römersalat
100 g Austernpilze
1 TL Butterschmalz oder Ghee
Salz
weißer Pfeffer aus der Mühle
125 g Büffelmozzarella
1 EL Rotweinessig
1 EL Rapsöl
1 Tropfen Stevia-Flüssigsüßstoff

1. Den Römersalat waschen, putzen und in Streifen schneiden. Die Austernpilze putzen, mit Küchenpapier abreiben und in Stücke teilen. Das Butterschmalz in einer Pfanne erhitzen und die Austernpilze darin braten. Mit Salz und Pfeffer bestreuen. Die Pilze aus der Pfanne nehmen und auf Küchenpapier entfetten.
2. Den Mozzarella kalt abbrausen, trocken tupfen und in dünne Scheiben schneiden. Rotweinessig, Rapsöl, Salz und Pfeffer zu einer Vinaigrette verquirlen und mit Stevia-Flüssigsüßstoff süßsauer abschmecken. Abschließend die Vinaigrette und alle weiteren Zutaten gut durchmischen, dann anrichten.

# Bachkressesalat mit Fenchel-Birnen-Carpaccio und Pinienkernen

ZUTATEN FÜR 2 PORTIONEN
1 Bioorange
2 Stängel Petersilie
1 EL Walnussöl
1 TL Apfelessig
Salz
weißer Pfeffer aus der Mühle
1 kleine weiße Zwiebel
1 Bund Bachkresse
1 Fenchelknolle
1 Biobirne
1 EL Pinienkerne

1. Die Orange oben und unten kappen, auf die Arbeitsfläche stellen und mit einem Messer großzügig abschälen. Die geschälte Orange in die hohle Hand legen und mit einem scharfen Messer beidseitig an den weißen Zwischenhäuten keilförmig zur Mitte schneiden und so die Filets herausnehmen.
2. Die Petersilie waschen, trocken schütteln und fein hacken. Dann gemeinsam mit dem Walnussöl in eine Schüssel geben. Apfelessig, etwas Salz und Pfeffer dazugeben und zu einer Vinaigrette verquirlen. Die Zwiebel abziehen, fein würfeln und dazugeben. Die Bachkresse verlesen, waschen und trocken schütteln.
3. Den Fenchel waschen und putzen, dann halbieren. Die Birne schälen, halbieren, das Kerngehäuse entfernen und ebenso wie den Fenchel in feine Scheiben schneiden. Die Fenchel- und Birnenscheiben, die Orangenfilets sowie die Bachkresse dekorativ auf Tellern anrichten und mit der Vinaigrette beträufeln. Abschließend mit Pinienkernen bestreuen.

# Avocadocreme mit Fenchel-Apfel-Carpaccio

ZUTATEN FÜR 2 PORTIONEN
1 Avocado
2 EL Zitronensaft
Salz
weißer Pfeffer aus der Mühle
1 Fenchelknolle
1 Apfel
2 EL Walnussöl
4 Frühstücksbrötchen (siehe Seite 94)

1. Die Avocado halbieren, den Kern entfernen und mit einem Löffel das Fruchtfleisch aus der Schale lösen. Anschließend in einem Mixbecher gemeinsam mit 1 EL Zitronensaft mit einem Mixstab pürieren. Mit Salz und Pfeffer abschmecken.
2. Den Fenchel waschen, putzen, dann der Länge nach in sehr dünne Streifen schneiden. Den Apfel waschen, das Kerngehäuse entfernen und den Apfel in feine Streifen schneiden. Das Öl mit dem restlichen Zitronensaft (1 EL) zu einer Vinaigrette verquirlen, diese mit Salz und Pfeffer abschmecken.
3. Die Apfelscheiben und Fenchelstreifen auf zwei Teller anrichten und mit der Vinaigrette beträufeln. Die Avocadocreme und die Brötchen dazu reichen.

# Gebratener Ziegenkäse auf Gemüsesalat

ZUTATEN FÜR 2 PORTIONEN

1 Kohlrabi

200 g grüner Spargel

2 Karotten

Salz

1 kleines Bund Schnittlauch

2 EL Olivenöl

1 EL weißer Balsamicoessig

weißer Pfeffer aus der Mühle

180 g fester Bioziegenfrischkäse

2 Thymianzweige

1 EL Olivenöl

1. Den Kohlrabi und den Spargel waschen. Den Spargel am unteren Drittel schälen, die Enden kappen (etwa 1 cm). Den Kohlrabi schälen, ebenso wie die Karotten und das gesamte Gemüse klein würfeln. Dann alles in siedendem Salzwasser bissfest kochen, herausnehmen und in einer Schüssel mit kaltem Wasser abschrecken. Dann durch ein Sieb abgießen und abtropfen lassen.
2. Den Schnittlauch waschen, trocken schütteln, in Röllchen schneiden und in einer Schüssel mit Öl, Essig und 3 EL Wasser zu einer Vinaigrette verquirlen. Mit Salz und Pfeffer kräftig abschmecken. Das Gemüse zu der Vinaigrette geben und alles gut vermischen.
3. Den Ziegenkäse in etwa 2 cm dicke Scheiben schneiden. Den Thymian waschen, trocken schütteln, die Blättchen abzupfen und die Käsescheiben darin wälzen. Das Olivenöl in einer Pfanne erhitzen und die gekräuterten Käsescheiben kurz darin von beiden Seiten kross anbraten. Den Gemüsesalat in die Mitte zweier Teller geben und den gebratenen Ziegenkäse darauflegen.

# Avocado-Orangen-Salat mit frischem Kokosfleisch

ZUTATEN FÜR 2 PORTIONEN

2 Avocado
1 Bioorange
100 g Kokosfleisch (frisch ausgelöst aus 1 Kokosnuss)
Salz
weißer Pfeffer aus der Mühle
1 EL Kokosöl

1. Die Avocados halbieren, die Kerne entfernen und das Fruchtfleisch mit einem Löffel aus der Schale lösen. Die Avocado in 1 cm dicke Scheiben schneiden.
2. Die Orange oben und unten kappen, auf die Arbeitsfläche stellen und mit einem Messer großzügig abschälen. Die geschälte Orange in die hohle Hand legen und mit einem scharfen Messer beidseitig an den weißen Zwischenhäuten keilförmig zur Mitte schneiden und so die Filets herausnehmen.
3. Das Kokosfleisch klein schneiden. Alles im Wechsel auf zwei Tellern anrichten. Mit Salz und Pfeffer bestreuen und mit dem Kokosöl beträufeln.

# Chinakohl-Pfirsich-Salat mit Schafskäse

ZUTATEN FÜR 2 PORTIONEN
300 g Chinakohl
1 Frühlingszwiebel
2 Pfirsiche
50 g Rucola
120 g Bioschafskäse
1 EL Rapsöl
1 EL Apfelessig
Salz
weißer Pfeffer aus der Mühle

1. Den Chinakohl gründlich waschen und in Streifen schneiden. Die Frühlingszwiebel waschen, putzen und in dünne Scheiben schneiden. Die Pfirsiche schälen, halbieren, den Stein entfernen und das Fruchtfleisch in dünne Spalten schneiden.
2. Den Rucola verlesen, waschen und trocken schleudern. Den Bioschafskäse würfeln und alle Zutaten miteinander mischen. Rapsöl, Apfelessig, Salz und Pfeffer zu einer würzigen Vinaigrette verquirlen und über die Zutaten geben. Das Ganze etwa 30 Minuten ziehen lassen und vor dem Servieren nochmals durchmischen und abschmecken.

# Käse-Rettich-Salat mit Walnüssen

ZUTATEN FÜR 2 PORTIONEN
1 EL Rapsöl
1 EL Rotweinessig
2 EL Mineralwasser
Salz
weißer Pfeffer aus der Mühle
200 g Rettich
1 rote Zwiebel
250 g Schweizer Heumilchschnittkäse
2 Stängel Majoran
2 EL grob gehackte Walnusskerne

1. Rapsöl, Rotweinessig und Mineralwasser zu einer Vinaigrette verquirlen und diese würzig mit Salz und Pfeffer abschmecken. Den Rettich schälen und zuerst in dünne Scheiben schneiden oder hobeln, dann in Streifen schneiden. Die Zwiebel abziehen und in dünne Streifen schneiden.
2. Den Schnittkäse ebenfalls in Streifen schneiden und mit dem Rettich und den Zwiebeln in eine Schüssel mit der Vinaigrette geben. Den Majoran waschen, trocken schütteln und die Blättchen mit den Walnüssen zum Käsesalat geben. Das Ganze durchmengen, mit Salz und Pfeffer abschmecken und anrichten.

# Lauwarmer Spargelsalat mit mariniertem Mozzarella

ZUTATEN FÜR 2 PORTIONEN

200 g grüner Spargel
Salz
1 Schalotte
1 EL Olivenöl
weißer Pfeffer aus der Mühle
1 EL gehackte Petersilie
1 EL Rotweinessig
1 EL Avocadoöl
125 g Büffelmozzarella

1. Den Spargel waschen und am unteren Drittel schälen. Die Enden kappen (etwa 1 cm) und den Spargel in schräge, dünne Scheiben schneiden. In kochendem Salzwasser in etwa 8–10 Minuten bissfest garen. Die Spargelscheiben durch ein Sieb abgießen, kalt abbrausen und abtropfen lassen.
2. Die Schalotte abziehen und fein würfeln. Das Olivenöl in einer beschichteten Pfanne erhitzen. Die Schalottenwürfel dazugeben, salzen und pfeffern. Anschließend die Petersilie und die Spargelscheiben dazugeben, erwärmen und kurz durchschwenken.
3. Inzwischen mit Rotweinessig, Avocadoöl, Salz und Pfeffer eine Marinade zubereiten. Den Mozzarella abbrausen, trocken tupfen, würfeln und in die Marinade geben. Den warmen Spargel dazugeben, locker unterheben, abschmecken und sofort anrichten.

# Marinierte Gemüserohkost mit Ziegenkäse

ZUTATEN FÜR 2 PORTIONEN

1 Kohlrabi
2 Karotten
100 g Fenchel
1 EL Rotweinessig
1 EL Macadamiaöl
Salz
weißer Pfeffer aus der Mühle
80 g Bioziegenkäse

1. Den Kohlrabi waschen, ebenso wie die Karotten schälen und beides in hauchdünne Scheiben schneiden oder hobeln. Den Fenchel waschen, putzen und ebenfalls hauchdünn schneiden oder hobeln. Rotweinessig, 2 EL Wasser und das Macadamiaöl zu einer Vinaigrette verquirlen, diese mit Salz und Pfeffer würzig abschmecken.
2. Das Gemüse in der Vinaigrette 15 Minuten marinieren, dann durchmengen und mit Salz und Pfeffer abschmecken. Abschließend den Ziegenkäse mit den Händen zerbröckeln und darübergeben.

# Würziger Avocado-Garnelen-Salat

ZUTATEN FÜR 2 PORTIONEN

1 Avocado

120 g Garnelen, gekocht, küchenfertig

1 Babyananas

100 g Lauch

200 g Bioziegensauerrahm

1 TL Zitronensaft

Salz

weißer Pfeffer aus der Mühle

1 EL Pistazien

1. Die Avocado halbieren und den Kern entfernen. Das Fruchtfleisch mit einem Löffel aus der Schale lösen und klein schneiden. Die Garnelen in einem Sieb kalt abbrausen und abtropfen lassen. Die Ananas großzügig schälen, vierteln und den Strunk herausschneiden. Das Fruchtfleisch klein würfeln.
2. Den Lauch gründlich waschen, putzen und in dünne Scheiben schneiden. Ziegensauerrahm, Zitronensaft, Salz und Pfeffer zu einem Dressing verrühren und würzig abschmecken.
3. Alle Zutaten mit den Pistazien zum Dressing geben, gut durchrühren und etwa 10 Minuten ziehen lassen. Abschmecken und anrichten.

# Asiatischer Shrimpssalat

ZUTATEN FÜR 2 PORTIONEN
200 g Konjaknudeln (siehe Seite 114)
120 g Shrimps, küchenfertig
Salz
20 g getr. Mu-Err-Pilze
2 Karotten
2 Lauchzwiebeln
2 TL Weißweinessig
2 EL Kokosöl
1 Tropfen Stevia-Flüssigsüßstoff
weißer Pfeffer aus der Mühle

1. Die Nudeln in einem Sieb mit warmem Wasser abbrausen und abtropfen lassen. Die Shrimps in Salzwasser etwa 4 Minuten kochen, durch ein Sieb abgießen und abtropfen lassen. Die Pilze in warmem Wasser 20 Minuten einweichen, dann in frischem Wasser 5 Minuten garen.
2. Die Karotten schälen und klein würfeln. Die Lauchzwiebeln waschen, putzen und in dünne Scheiben schneiden. Die Pilze in dünne Streifen schneiden. Alle Zutaten in eine Schüssel geben und locker miteinander vermischen.
3. Weißweinessig, Kokosöl, 3 EL Wasser und Stevia-Flüssigsüßstoff zu einem Dressing verrühren, mit Salz und weißem Pfeffer würzig abschmecken. Das Dressing über die Salatzutaten gießen, alles vorsichtig durchmischen und den Salat abschließend süßsauer abschmecken.

# Thunfisch auf Romanasalat

ZUTATEN FÜR 2 PORTIONEN

1 Romanasalat

1 kleine rote Zwiebel

1 Dose Thunfischfilets ohne Öl (130 g Abtropfgewicht)

2 Stängel Basilikum

1 EL weißer Balsamicoessig

1 EL Olivenöl

Salz

weißer Pfeffer aus der Mühle

1 Tropfen Stevia-Flüssigsüßstoff

1. Den Romanasalat waschen, putzen, trocken schleudern und die Blätter in dünne Streifen schneiden. Die Zwiebel abziehen und in dünne Ringe schneiden. Den Thunfisch aus der Dose nehmen und in einem Sieb abtropfen lassen. Das Basilikum waschen, trocken schütteln und die Blätter abzupfen.
2. Balsamicoessig und Olivenöl zu einer Vinaigrette verquirlen und diese mit Salz, Pfeffer und etwas Stevia-Flüssigsüßstoff würzig abschmecken. Den Romanasalat gemeinsam mit den Zwiebelringen und dem Thunfisch dekorativ auf Teller verteilen, alles mit der Vinaigrette beträufeln. Die Basilikumblätter darüber verteilen.

# Gebratene Schnitzelstreifen auf buntem Salat

ZUTATEN FÜR 2 PORTIONEN

1 Kopfsalat
60 g Rucola
2 Karotten
6 Radieschen
1 EL Weißweinessig
1 EL Macadamiaöl
1 EL fein gehackte Petersilie
1 EL Schnittlauchröllchen
Salz
weißer Pfeffer aus der Mühle
1 Tropfen Stevia-Flüssigsüße
2 Bioschweineschnitzel à 150 g
1 TL getr. Majoran
1 EL Butterschmalz oder Ghee

1. Die Blattsalate verlesen, waschen und trocken schleudern. Die Karotten schälen. Die Radieschen waschen und putzen. Beides in kleine Streifen schneiden oder raspeln.
2. Weißweinessig, 3 EL Wasser und Macadamiaöl zu einer Vinaigrette verquirlen und mit den gehackten Kräutern, Salz, Pfeffer und Stevia-Flüssigsüßstoff würzig abschmecken.
3. Die Schweineschnitzel kalt abbrausen, trocken tupfen, zwischen zwei Lagen Frischhaltefolie flach klopfen und in Streifen schneiden. Mit Salz, Pfeffer und Majoran bestreuen. Das Butterschmalz in einer beschichteten Pfanne erhitzen und die Schnitzelstreifen darin rundherum braten.
4. Den Salat sowie die Karotten- und Radieschenstreifen mit der Vinaigrette anmachen, alles gut durchmischen und mit den noch warmen Schnitzelstreifen anrichten.

# Klare Gemüsesuppe mit Wirsing

ZUTATEN FÜR 2 PORTIONEN
2 Karotten
300 g Wirsing
200 g Lauch
1 TL Olivenöl
1 Knoblauchzehe
Salz
500 ml Gemüsebrühe (siehe Seite 108)
2 Stängel Basilikum
½ TL getr. Majoran
weißer Pfeffer aus der Mühle

1. Die Karotten schälen und in hauchdünne Scheiben schneiden oder hobeln. Den Wirsing gründlich waschen, putzen und die Blätter sehr klein schneiden. Den Lauch der Länge nach halbieren, waschen und in dünne Scheiben schneiden.
2. Das Olivenöl in einem Topf erwärmen, die Knoblauchzehe abziehen, durch eine Knoblauchpresse drücken und in den Topf geben. Anschließend das Gemüse dazugeben, salzen und die Gemüsebrühe angießen.
3. Die Suppe etwa 15 Minuten kochen, bis das Gemüse weich ist. Inzwischen das Basilikum waschen, trocken schütteln, die Blätter abzupfen, klein schneiden und gemeinsam mit dem Majoran in die Suppe geben. Abschließend mit Salz und Pfeffer abschmecken.

# Würzige Kartoffel-Zwiebel-Suppe

ZUTATEN FÜR 2 PORTIONEN
2 Zwiebeln
200 g Lauch
100 g Süßkartoffel
1 EL Kokosöl
1 Knoblauchzehe
1 EL Kastanienmehl
600 ml Gemüsebrühe (siehe Seite 108)
Salz
weißer Pfeffer aus der Mühle
½ TL getr. Thymian

1. Die Zwiebeln abziehen und in dünne Scheiben schneiden oder hobeln. Den Lauch waschen und in dünne Scheiben schneiden. Die Süßkartoffeln schälen und zunächst in dünne Scheiben, dann klein würfeln.
2. Das Kokosöl in einem Topf erhitzen, die Zwiebel- und Lauchscheiben darin leicht bräunen lassen. Den Knoblauch abziehen, fein hacken, hinzufügen und kurz mit andünsten. Dabei ab und zu umrühren.
3. Das Kastanienmehl darüberstäuben, gut unterrühren und sofort die Gemüsebrühe angießen. Die Süßkartoffelwürfel hinzufügen und die Suppe mit Salz, Pfeffer und Thymian abschmecken. Das Ganze etwa 20 Minuten köcheln lassen. Abschließend die Kartoffel-Zwiebel-Suppe würzig abschmecken und anrichten.

# Bohnen-Gemüse-Eintopf

ZUTATEN FÜR 2 PORTIONEN

90 g getr. Kidneybohnen
500 ml Gemüsebrühe (siehe Seite 108)
1 Zwiebel
2 Karotten
200 g Lauch
1 TL Olivenöl
1 Knoblauchzehe
Salz
weißer Pfeffer aus der Mühle

1. Die Bohnen über Nacht in reichlich Wasser einweichen, sie dann durch ein Sieb abgießen, mit warmem Wasser abbrausen und in einem Topf mit der Gemüsebrühe weich kochen.
2. Die Zwiebel abziehen und fein würfeln. Die Karotten schälen und klein würfeln. Den Lauch der Länge nach halbieren, gründlich waschen, der Länge nach vierteln und in dünne Streifen schneiden. Das Olivenöl in einer Pfanne erhitzen und die Zwiebel- und Karottenwürfel sowie die Lauchstreifen darin anbraten. Den Knoblauch abziehen, in dünne Scheiben schneiden und hinzufügen.
3. Das angebratene Gemüse zu den weich gekochten Bohnen geben und alles gemeinsam bei mittlerer Temperatur etwa 15 Minuten kochen lassen. Abschließend mit Salz und Pfeffer abschmecken.

# Kartoffel-Karotten-Suppe mit Hackbällchen

ZUTATEN FÜR 2 PORTIONEN
200 g Süßkartoffeln
2 Karotten
1,3 l Gemüsebrühe (siehe Seite 108)
1 reife Avocado
Salz
weißer Pfeffer aus der Mühle
3 Stängel glatte Petersilie
200 g Biorinderhackfleisch
1 Zwiebel

1. Die Süßkartoffeln und Karotten schälen, beides klein würfeln. In einem Topf 800 ml Gemüsebrühe erhitzen und die Süßkartoffel- und Karottenwürfel darin gar kochen.
2. Inzwischen die Avocado halbieren, den Kern entfernen und das Fruchtfleisch mit einem Löffel aus der Schale lösen. Das Fruchtfleisch mit in den Topf geben und mitkochen. Die Suppe aufkochen lassen, salzen, pfeffern und mit einem Mixstab fein pürieren.
3. Die Petersilie unter fließendem kalten Wasser abbrausen, trocken schütteln und fein hacken. Für die Hackbällchen das Hackfleisch in eine Schüssel geben. Die Zwiebel abziehen und fein würfeln. Gehackte Petersilie und die Zwiebelwürfel mit dem Hackfleisch gut vermengen und die Masse mit Salz und Pfeffer kräftig abschmecken.
4. Aus der Fleischmasse kleine Bällchen formen. In einem Topf 500 ml Gemüsebrühe zum Kochen bringen und die Fleischbällchen darin bei mittlerer Temperatur etwa 15 Minuten garen. Abschließend die Suppe abschmecken und mit den Hackbällchen anrichten.

# Brokkoli und Champignons mit knusprigem Hanftofu

ZUTATEN FÜR 2 PORTIONEN
1 TL Zitronensaft
1 EL Avocadoöl
Salz
weißer Pfeffer aus der Mühle
1 Zweig Majoran
200 g Hanftofu
400 g Brokkoli
80 g Champignons
500 ml Gemüsebrühe (siehe Seite 108)
1 Stängel glatte Petersilie

1. Für die Marinade den Zitronensaft und das Avocadoöl in einer kleinen Schüssel mit Salz und Pfeffer verrühren. Den Majoran waschen, die Blätter abzupfen und zur Marinade geben. Den Tofu kalt abbrausen, trocken tupfen, würfeln und in der Marinade etwa 1 Stunde marinieren lassen, dabei ab und zu wenden.
2. Den Brokkoli waschen, putzen und in kleine Röschen teilen. Die Champignons mit Küchenpapier abreiben und halbieren. Die Gemüsebrühe in einem Topf erhitzen und die Brokkoliröschen sowie die Champignonhälften dazugeben. Etwa 15 Minuten köcheln lassen, bis der Brokkoli gar ist.
3. Den Tofu aus der Marinade nehmen und in einer heißen, beschichteten Pfanne rundherum knusprig braten. Die Petersilie waschen, trocken schütteln und die Blätter abzupfen, dann fein hacken. Den Brokkoli und die Champignons durch ein Sieb abgießen und mit der Petersilie zum Tofu geben. Das Ganze gut durchschwenken, abschließend mit Salz und Pfeffer abschmecken.

# Glutenfreie Pizza mit Karotten und Hanftofu

ZUTATEN FÜR 2 PORTIONEN

200 g Biokokosmehl
50 g Biokastanienmehl plus etwas mehr zum Ausrollen
2 EL Kokosöl
Salz
150 ml Kokosmilch
3 Karotten
200 g Hanftofu
2 rote Zwiebeln
200 g Schafsjoghurt
1 TL mildes Paprikapulver
½ TL gerebelter Thymian
weißer Pfeffer aus der Mühle

1. Für den Teig das Kokos- und Kastanienmehl, das Kokosöl, 1 TL Salz und die Kokosmilch in einer Schüssel zu einem glatten Teig verkneten. Anschließend den Teig in Frischhaltefolie wickeln und 1 Stunde bei Zimmertemperatur ruhen lassen.
2. Den Backofen auf 240 °C (Ober-/Unterhitze) vorheizen. Die Karotten schälen und in hauchdünne Scheiben schneiden oder hobeln. Den Tofu kalt abbrausen, trocken tupfen und ebenfalls in dünne Scheiben schneiden. Die Zwiebeln abziehen und in dünne Streifen schneiden.
3. Den Schafsjoghurt mit Paprikapulver, Thymian, Pfeffer und Salz abschmecken, alles gut verrühren. Den Teig dünn in Backblechgröße ausrollen. Auf ein mit Backpapier belegtes Backblech legen und den Joghurt darauf verteilen. Karotten- und Tofuscheiben sowie die Zwiebelstreifen darüberstreuen.
4. Das Ganze im vorgeheizten Backofen in etwa 15 Minuten knusprig backen. Abschließend herausnehmen, etwas abkühlen lassen und in 2 Portionen teilen.

# Tortillawraps mit Rotkohl und Hanftofu

ZUTATEN FÜR 2 PORTIONEN
6 Blätter Kopfsalat
100 g Rotkohl
100 g Ziegenfrischkäse
Salz
weißer Pfeffer aus der Mühle
200 g Hanftofu
1 TL Rapsöl
2 Tortillawraps aus Maniokmehl

1. Die Kopfsalatblätter waschen und trocken schleudern. Den Rotkohl waschen und in hauchdünne Streifen schneiden. Den Ziegenfrischkäse in eine Schüssel geben, glatt rühren und mit Salz und weißem Pfeffer abschmecken.
2. Den Hanftofu abbrausen, trocken tupfen und in Streifen schneiden. Mit Salz und Pfeffer leicht bestreuen. Das Rapsöl in einer Pfanne erhitzen und darin die Tofustreifen rundherum bei mittlerer Temperatur braten. Herausnehmen und auf Küchenpapier entfetten.
3. Die Wraps nach Packungsanweisung nach und nach in einer Pfanne erhitzen, herausnehmen und nebeneinander auf die Arbeitsplatte legen. Mit dem Ziegenfrischkäse bestreichen und mit Kopfsalatblättern, Rotkohl- und den Tofustreifen belegen. Dann fest einrollen und jeden Wrap schräg durchschneiden.

# Gebratener Tempeh mit Rotkohl

ZUTATEN FÜR 2 PORTIONEN

200 g Biotempeh
Salz
weißer Pfeffer aus der Mühle
1 Zwiebel
300 g Rotkohl
2 EL Walnusskerne
2 EL Rapsöl
250 ml Gemüsebrühe
(siehe Seite 108)

1. Den Tempeh kalt abbrausen und trocken tupfen. Anschließend in dünne Scheiben schneiden und mit Salz und Pfeffer bestreuen. Die Zwiebel abziehen und fein würfeln. Den Rotkohl waschen, putzen und in hauchdünne Streifen schneiden oder hobeln. Die Walnusskerne klein hacken.
2. In einem Topf 1 EL Rapsöl erhitzen. Die Zwiebelwürfel und die Rotkohlstreifen dazugeben, salzen und pfeffern. Alles bei mittlerer Temperatur anschwitzen. Die Gemüsebrühe angießen und etwa 15 Minuten, oder bis der Rotkohl weich ist, garen. Bei Bedarf Wasser nachgießen.
3. Das restliche Öl (1 EL) in einer Pfanne erhitzen und die Tempehscheiben darin von beiden Seiten braten. Die gehackten Walnüsse dazugeben, den Rotkohl mit Salz und Pfeffer abschmecken und gemeinsam mit dem gebratenen Tempeh anrichten.

# Konjaknudeln mit Spinat-Sahne-Soße

ZUTATEN FÜR 2 PORTIONEN

2 Fenchelknollen
1 EL Rapsöl
4 EL Heumilchsahne
1 EL frisch geriebener Schweizer Käse, z. B. Greyerzer
100 g junger Blattspinat
200 g Konjaknudeln (siehe Seite 114)
Salz, weißer Pfeffer aus der Mühle

1. Den Fenchel waschen, putzen, halbieren und in dünne Scheiben schneiden. Das Rapsöl in einer Pfanne bei mittlerer Temperatur erwärmen und den Fenchel darin rundherum anbraten. Mit 200 ml Wasser aufgießen. Die Sahne und den geriebenen Käse hinzufügen, alles aufkochen lassen.
2. Den Blattspinat verlesen und gründlich waschen. Dann in feine Streifen schneiden. Die Nudeln in einem Sieb mit warmem Wasser abbrausen und gemeinsam mit dem Spinat in die Soße geben. Alles bei niedriger Temperatur nur noch erwärmen. Abschließend mit Salz und Pfeffer abschmecken.

# Gemüse-Quark-Puffer

ZUTATEN FÜR 2 PORTIONEN

1 Zwiebel
2 Karotten
1 Kohlrabi
1 Ei
200 g Bioziegenquark
4 EL Mandelmehl
1 EL gehackte glatte Petersilie
Salz, weißer Pfeffer aus der Mühle
1 EL Rapsöl

1. Die Zwiebel abziehen und fein würfeln. Die Karotten und den Kohlrabi schälen, beides in eine Schüssel raspeln.
2. Die Zwiebelwürfel dazugeben und das Gemüse mit Ei, dem Ziegenquark und dem Mandelmehl vermischen. Die Petersilie dazugeben und mit Salz und Pfeffer kräftig abschmecken. Aus der Masse flache Puffer formen.
3. Das Rapsöl in einer Pfanne erhitzen und darin die Puffer von beiden Seiten knusprig ausbacken.

# Grünkohl-Gemüse-Pfanne mit Süßkartoffeln

ZUTATEN FÜR 2 PORTIONEN

1 Zwiebel
2 Karotten
2 Pastinaken
200 g Süßkartoffeln
200 g Grünkohl
1 EL Butterschmalz oder Ghee
250 ml Gemüsebrühe (siehe Seite 108)
¼ TL mildes Paprikapulver
Salz
weißer Pfeffer aus der Mühle
1 EL gehackte glatte Petersilie

1. Für die Gemüsepfanne die Zwiebel abziehen und fein würfeln. Die Karotten und Pastinaken schälen, der Länge nach halbieren und in dünne Stifte schneiden. Die Süßkartoffel schälen und klein würfeln. Den Grünkohl gründlich waschen, putzen und die Blätter in kleine Rauten schneiden.
2. Das Butterschmalz in einer Pfanne erhitzen und die Zwiebelwürfel darin anschwitzen. Die Süßkartoffelwürfel, Karotten- und Pastinakenstifte dazugeben und die Gemüsebrühe angießen. Danach alles 15 Minuten bei geschlossenem Deckel köcheln lassen. Gegebenenfalls Gemüsebrühe oder nach Belieben Wasser nachgießen.
3. Anschließend die Grünkohlrauten hinzugeben und weitere 10 Minuten köcheln lassen, bis das Gemüse gar ist. Abschließend mit Paprikapulver, Salz und Pfeffer abschmecken. Anrichten und mit der gehackten Petersilie bestreuen.

# Süßkartoffeln mit Jakobsmuscheln und Steinpilzen

ZUTATEN FÜR 2 PORTIONEN
200 g Süßkartoffeln
2 Steinpilze
2 Stängel Basilikum
100 g Kokosfleisch
(frisch ausgelöst aus 1 Kokosnuss)
3 EL Kokosöl
Saft von 1 Biozitrone
250 g Jakobsmuscheln
Salz
weißer Pfeffer aus der Mühle

1. Die Süßkartoffel schälen und klein würfeln. Die Steinpilze mit Küchenpapier abreiben und in dünne Scheiben schneiden. Für das Pesto das Basilikum waschen, trocken schütteln und gemeinsam mit dem Kokosfleisch, 2 EL Kokosöl und dem Zitronensaft in einem hohen Becher mit dem Mixstab pürieren.
2. Die Jakobsmuscheln kalt abbrausen, trocken tupfen und mit Salz und Pfeffer bestreuen. Das restliche (1 EL) Kokosöl in einer Pfanne erhitzen und die Süßkartoffelwürfel darin etwa 15 Minuten garen, dann die Jakobsmuscheln mit hineingeben.
3. Abschließend auch die Steinpilze dazugeben und etwa 5 Minuten braten, bis alle Zutaten gar sind. Mit Salz und Pfeffer abschmecken und mit dem Kokospesto anrichten.

# Konjaknudeln mit Champignons und Thunfisch

ZUTATEN FÜR 2 PORTIONEN
120 g Champignons
2 Karotten
1 EL Rapsöl
Salz
weißer Pfeffer aus der Mühle
200 g Konjaknudeln (siehe Seite 114)
1 Dose Thunfischfilets ohne Öl (130 g Abtropfgewicht)

1. Die Champignons mit Küchenpapier abreiben und in dünne Scheiben schneiden. Die Karotten schälen und in dünne Scheiben schneiden oder hobeln. Das Rapsöl in einer beschichteten Pfanne erhitzen und darin die Champignon- und Karottenscheiben anbraten. Mit Salz und Pfeffer abschmecken.
2. Die Nudeln in einem Sieb kalt abbrausen und in die Pfanne geben. Den Thunfisch abtropfen lassen, in kleine Stücke teilen und abschließend zu den Nudeln geben. Das Ganze würzig abschmecken und anrichten.

# Gemüsepizza mit Mozzarella und Sardellen

ZUTATEN FÜR 2 PORTIONEN
1 rote Zwiebel
2 Karotten
2 Stängel Basilikum
1 Zweig Thymian
8 eingelegte Sardellenfilets (Glas)
200 g Sauerrahm
Salz
weißer Pfeffer aus der Mühle
125 g Büffelmozzarella
2 Stück Low-Carb-Pizzateig (Lizza), à 180 g

1. Die Zwiebel abziehen und in dünne Streifen schneiden. Die Karotten schälen und in dünne Scheiben schneiden oder hobeln. Das Basilikum und den Thymian waschen, trocken schütteln und die Blätter abzupfen, dann fein hacken. Die Sardellenfilets mindestens 10 Minuten kalt wässern, dann trocken tupfen und klein schneiden.
2. Für den Aufstrich in einer Schüssel den Sauerrahm mit Salz und Pfeffer abschmecken und die gehackten Kräuter unterrühren. Den Mozzarella kalt abbrausen, trocken tupfen und in dünne Scheiben schneiden. Den Backofen auf 180 °C (Ober-/Unterhitze) vorheizen.
3. Den Pizzateig auf ein mit Backpapier ausgelegtes Blech legen und den Sauerrahmaufstrich darauf verteilen, dann glatt streichen. Mit den Zwiebelstreifen, Karottenscheiben, Sardellenstücken und den Mozzarellascheiben gleichmäßig belegen und im vorgeheizten Backofen auf der untersten Schiene in etwa 15 Minuten knusprig backen.

**LOW-CARB-PIZZATEIG VON LIZZA**

Lizza Bioteig ist ein glutenfreier, veganer Fertigteig, der in einem speziellen Verfahren aus Wasser, Goldleinmehl, gemahlenen Chiasamen, Kokosmehl, Meersalz und Flohsamenschalen hergestellt wird. Der Teig ist als Frischteig oder tiefgekühlt erhältlich.

# Fischpfanne mit Konjakreis und Fenchel

ZUTATEN FÜR 2 PORTIONEN
1 rote Zwiebel
1 Fenchelknolle
250 g Alaska-Heilbuttfilet (TK)
1 TL Zitronensaft
Salz
weißer Pfeffer aus der Mühle
1 TL Butterschmalz oder Ghee
400 ml Gemüsebrühe (siehe Seite 108)
200 g Konjakreis

1. Die Zwiebel abziehen und in dünne Streifen schneiden. Die Fenchelknolle gründlich waschen, putzen und in dünne Streifen schneiden. Den Fisch kalt abbrausen, trocken tupfen und würfeln. Mit Zitronensaft beträufeln, mit Salz und etwas Pfeffer bestreuen.
2. Das Butterschmalz in einer beschichteten Pfanne erhitzen und die Zwiebel- und den Fenchelstreifen darin andünsten. Die Gemüsebrühe angießen und alles aufkochen lassen. Nun die Fischwürfel dazugeben und mit dem Deckel die Pfanne verschließen.
3. Inzwischen den Konjakreis in einem Sieb mit warmem Wasser abbrausen. Den Reis in die Pfanne geben und miterhitzen. Das Gericht mit Salz und Pfeffer abschmecken, dann anrichten.

# Süßsaure Reispfanne mit Gemüse und Hähnchen

ZUTATEN FÜR 2 PORTIONEN
90 g Basmatireis
Salz
1 Zwiebel
1 Fenchel
2 Karotten
1 kleiner Apfel
250 g Hähnchenbrustfilet, ohne Haut
1 EL Kokosöl
weißer Pfeffer aus der Mühle
½ TL Currypulver
200 ml Gemüsebrühe (siehe Seite 108)
1 Schuss Apfelessig

1. Den Basmatireis kalt abbrausen und in kaltem Wasser etwa 2 Stunden wässern. Anschließend in Salzwasser garen. Den Reis durch ein Sieb abgießen und abtropfen lassen.
2. Inzwischen die Zwiebel abziehen und fein würfeln. Den Fenchel waschen, putzen und klein würfeln. Die Karotten schälen und ebenfalls klein würfeln. Den Apfel schälen, das Kerngehäuse entfernen, den Apfel vierteln und in feine Scheiben schneiden. Das Hähnchenfleisch kalt abbrausen, trocken tupfen und in Streifen schneiden.
3. Das Kokosöl in einer beschichteten Pfanne erhitzen. Die Hähnchenbruststreifen dazugeben, mit Salz und Pfeffer bestreuen, dann unter Rühren rundherum anbraten. Das fein geschnittene Gemüse und das Currypulver dazugeben, alles einige Minuten kräftig mitbraten. Die Gemüsebrühe angießen und etwa 5 Minuten einkochen lassen. Abschließend den vorgegarten Reis dazugeben und die Reispfanne mit Apfelessig, Salz und Pfeffer süßsauer abschmecken.

# Kokos-Gemüse-Curry mit Hähnchen

ZUTATEN FÜR 2 PORTIONEN
2 Karotten
100 g Pak Choi oder Chinakohl
200 g Lauch
250 g Biohähnchenbrustfleisch
Salz
weißer Pfeffer aus der Mühle
1 EL Kokosöl
½ TL Currypulver
100 ml Kokosmilch
200 ml Gemüsebrühe (siehe Seite 108)
1 TL fein gehackter Koriander

1. Die Karotten schälen und in feine Streifen schneiden. Den Pak Choi und den Lauch waschen, putzen und beides ebenfalls in dünne Streifen schneiden. Das Fleisch kalt abbrausen, trocken tupfen, klein würfeln, salzen und pfeffern.
2. Das Kokosöl in einer beschichteten Pfanne erhitzen, die Fleischwürfel darin rundherum scharf anbraten und wieder herausnehmen. Dann die Gemüsestreifen in dieselbe Pfanne geben und unter Rühren anbraten. Mit Currypulver bestreuen und mit der Kokosmilch und der Gemüsebrühe ablöschen.
3. Das Ganze leicht einkochen lassen, dabei ab und zu umrühren. Dann das Hähnchenfleisch dazugeben und gemeinsam gut erhitzen. Abschließend mit Koriander, Salz und Pfeffer würzig abschmecken.

# Frikadellen auf Curryfenchel

ZUTATEN FÜR 2 PORTIONEN
2 Fenchelknollen
1 Zwiebel
300 g Biorinderhackfleisch
1 EL gehackte Petersilie
1 EL Schnittlauchröllchen
Salz
weißer Pfeffer aus der Mühle
2 EL Kokosöl
½ TL Currypulver
200 ml Gemüsebrühe (siehe Seite 108)

1. Den Fenchel waschen, putzen und in dünne Streifen schneiden. Die Zwiebel abziehen und fein würfeln. Das Hackfleisch mit der gehackten Petersilie, den Schnittlauchröllchen und den Zwiebelwürfeln in eine Schüssel geben, alles gut vermengen.
2. Das Hackfleisch mit Salz und Pfeffer abschmecken und aus der Masse mit den Händen kleine Frikadellen formen, diese anschließend leicht andrücken. In einer Pfanne 1 EL Kokosöl erhitzen und darin die Frikadellen von beiden Seiten knusprig braten.
3. Inzwischen in einer weiteren großen Pfanne das restliche Kokosöl (1 EL) erhitzen und den Fenchel darin unter Rühren anbraten. Das Currypulver hinzufügen und gleich die Gemüsebrühe angießen. Den Fenchel in etwa 10 Minuten weich dünsten. Abschließend mit Salz und weißem Pfeffer abschmecken und gemeinsam mit den Frikadellen anrichten.

# Rindfleisch-Saté auf Kokos-Fenchelgemüse

ZUTATEN FÜR 2 PORTIONEN
300 g Rinderfilet
3 EL Kokosöl
¼ TL Currypulver
weißer Pfeffer aus der Mühle
1 Zwiebel
2 Fenchelknollen
2 Knoblauchzehen
100 ml Kokosmilch
150 ml Gemüsebrühe (siehe Seite 108)
Salz

1. Das Rinderfilet kalt abbrausen, trocken tupfen und würfeln. Aus 1 EL Kokosöl, Currypulver und Pfeffer eine Marinade rühren und die Filetwürfel darin wenden. Anschließend mit Frischhaltefolie abdecken und im Kühlschrank 10 Minuten marinieren lassen.
2. Für die Soße 1 EL Kokosöl in einem Topf erhitzen. Die Zwiebel abziehen, den Fenchel waschen, putzen und beides klein würfeln. Die Gemüsewürfel im Kokosöl anbraten. Die Knoblauchzehen abziehen, durch eine Knoblauchpresse drücken und in den Topf geben. Die Kokosmilch und die Gemüsebrühe angießen, das Gemüse darin weich garen. Abschließend mit Salz und Pfeffer abschmecken.
3. Für das Saté 4 Holzspieße in kaltes Wasser einweichen und das vorbereitete Rinderfilet auf die Spieße stecken, das Fleisch mit Salz und Pfeffer bestreuen. In einer Pfanne das restliche Kokosöl (1 EL) erhitzen und die Spieße darin rundherum rasch braten. Gemeinsam mit dem Fenchelgemüse anrichten.

# ÜBER DIE AUTOREN

**Miriam Schaufler** ist Diplom-Oecotrophologin und studiert im Zweitstudium Psychologie. Sie ist selbstständige Ernährungstherapeutin mit eigener Praxis in der Nähe von Salzburg und arbeitet auch als Kursleiterin, Referentin und Buchautorin. Seit 2017 ist sie außerdem im Zentrum für Gesundheit Eggelsberg tätig.

**Walter A. Drössler** ist als ausgebildeter Koch und Prüfer für gastgewerbliche Berufe stets auf dem aktuellen Stand der Ernährungswissenschaft. Neben seiner langjährigen Erfahrung in der Gastronomie hat er als Autor und Ghostwriter zahlreiche Bücher verfasst und Gesundheits- und Ernährungsthemen für Radio, TV und Printmedien als Fachjournalist und Drehbuchautor einem breiten Publikum nähergebracht. Seine Firma Medienservice ProGenuss® ist in Tittmoning ansässig.

# SACHREGISTER


4-Wochen-Plan 8 f., 40, 75 f., 86, 91, 93

A
Abwehrmechanismen 12
Algen 50
Allergien 24, 78
Alopezie 32, 34
Anämien 25
Antinährstoffe 8, 14 ff., 18
Asthma bronchiale 25
Autoimmunerkrankungen 6, 24, 29 f., 31 f., 36, 45, 52, 54, 65
Avocado 51
Avocadoöl 64, 77

B
Beschwerden 7, 9, 35 ff., 45, 75, 79, 81 f., 91
Bitterschokolade 68
Bitterstoffe 12
Blutgruppendiät 22
Büffelmozzarella 61

C
Colitis ulcerosa 34

D
Darmbarriere 27 ff., 31, 34
Darmpolypen 25
Demenz 25
Depression 25
Diabetes mellitus Typ 1 32 f.

E
Einweichen 69
Ernährungsplan 7, 59, 86
Ernährungsprotokoll 9, 37, 79, 81 f., 85 f.
Erschöpfung 25
Erythrit 67

F
Fermentieren 71
Fettsäuren, gesättigte 63
Fettsäuren, ungesättigte 51, 58, 64
Fieber 22 f.
Fisch 7 f., 24, 50, 58 f., 77, 80
Fleisch 7 f., 46, 58 ff., 77 ff., 80

G
Gedächtnisschwund 25
Gefühle 79, 81
Gelenke, schmerzende 27
Gemüse 8, 15, 39, 44 f., 51, 54, 71 ff., 77 ff., 80
Getränke 19, 76, 79 f.
Getreide 7 f., 39, 49, 52, 58, 64, 66, 76, 78 ff.
Gewichtsverlust 26, 65
Gewichtszunahme 26
Gewürze 8, 63
Ghee 65
Glutenunverträglichkeit 35

H
Hanfsamen 57
Hanftofu 48, 57 f., 86
Hashimoto-Thyreoiditis 33
Hauterkrankungen 25, 34
Herzkrankheiten, koronare 26
Hülsenfrüchte 7 f., 37, 39, 44 f., 69, 76

I
Isoglukose 55, 66

J
Juckreiz, starker 34

K
Kaffee 14, 19, 77
Kokosjoghurt 63
Kokosmilch 61, 63
Kopfschmerzen 26, 35, 53, 67, 76, 81
Kräuter 8, 63

L
Leaky-Gut-Syndrom 28 ff., 31, 54
Lebensmittel, lektinfreie 40, 86
Lebensmittel, lektinhaltige 7, 21, 40
Leptinresistenz 27 f.

M
Macadamianüsse 58
Mais 44, 46, 52, 55, 58, 66, 76 ff.
Mandelmehl 54 f.
Mangelernährung 26
Maniokmehl 55
MCT-Fette 64 f.
MCT-Öle 64 f.
Meeresfrüchte 8, 50, 58 f., 77
Migräne 26
Milch 24, 60 f., 78
Miso 49
Morbus Crohn 29, 34
Morbus Parkinson 26
Müdigkeit 25, 29, 33, 53 f., 81

N
Nüsse 7 f., 24, 48, 57 f., 64

O
Obst 8, 15, 39, 50 f., 54, 78, 80
Okraschoten 46

P
Pak Choi 45
Pastinake 46
Pfeilwurzmehl 56
Pflanzenstoffe, sekundäre 8, 14 ff., 18, 44, 51, 64, 78

R
Reflux 27
Rheuma, entzündliches 35

S
Salat 46, 49 ff., 57
Samen 8, 21, 48, 51 f., 57, 64, 70 f.
Schilddrüse 18, 33
Schmetterlingsflechte 35
Schwindel 25, 81
Shirataki-Nudeln 56, 86
Shirataki-Reis 56
Sodbrennen 27
Soja 46, 48 f., 56 ff., 77 f.
Sojajoghurt 48
Sojamilch 48
Sorghumhirse 54, 56, 77
Stevia 67
Süßigkeiten 66, 77, 80
Süßkartoffel 57
Süßkartoffelmehl 57
Süßstoffe, synthetische 67
Süßungsmittel, natürliche 67
Symptome 6 f., 23 ff., 26 f., 29, 33, 79, 81 f.

T
Tee, schwarzer 19
Tempeh 48 f.
Tofu 48, 57

U
Übelkeit 12 f., 23, 26
Übergewicht 7, 24, 27, 33, 52, 64, 66

V
Vergiftungserscheinungen 18, 22

W
Weizen 15, 20, 52 ff., 55 f.

X
Xylit 67

Z
Zöliakie 6, 23, 32, 35, 53
Zucker 8, 28, 66 ff., 86

# REZEPTREGISTER


A
Asiahühnchen mit Brokkoli und Ananas 87, 127
Asiaröllchen mit Rindfleisch und Gemüse 133
Asiatischer Shrimpssalat 90, 151
Avocadocreme mit Fenchel-Apfel-Carpaccio 90, 143
Avocado-Hähnchen-Salat 90, 107
Avocadomüsli mit Nüssen und Minze 87, 89, 97
Avocado-Orangen-Salat mit frischem Kokosfleisch 89, 145

B
Bachkressesalat mit Fenchel-Birnen-Carpaccio und Pinienkernen 89, 142
Blattsalate mit Oliven und Feta 87, 139
Blumenkohlcurry mit Macadamianüssen 88, 110
Bohnen-Gemüse-Eintopf 90, 156
Brokkoli und Champignons mit knusprigem Hanftofu 87, 158
Brötchen mit Hanftofu und Brunnenkresse 88, 90, 101
Brötchen mit Mozzarella und gelber Kiwi 87, 89, 95
Brötchen mit Quark und Rucola 87, 89, 97
Bunte Hähnchen-Reis-Pfanne 90, 128
Bunter Gemüsereis mit Fischfilet 88, 124
Bunter Spargelsalat mit Erdbeeren 104

C
Chinakohl-Pfirsich-Salat mit Schafskäse 146

E
Eisbergsalat mit Erdbeeren und Pekannüssen 88, 140
Erdbeer-Quark-Aufstrich auf Frühstücksbrötchen 88, 90, 98

F
Fenchel-Karotten-Salat auf Brötchentoast 87, 90, 98
Fischpfanne mit Konjakreis und Fenchel 89, 167
Frikadellen auf Curryfenchel 90, 170
Frühstücksbrötchen – Grundrezept 94

G
Garnelen-Miesmuschel-Salat mit Dill 87, 106
Gebratene Schnitzelstreifen auf buntem Salat 88, 153
Gebratener Tempeh mit Rotkohl 89, 161
Gebratener Ziegenkäse auf Gemüsesalat 88, 144
Gedünsteter Pak Choi mit Jakobsmuscheln und Fenchel 87, 120
Gefüllte Kohlrabi mit Käse und Hirse 119
Gemüsebrühe – Grundrezept 108
Gemüsemix mit Hirseflocken 88 f., 99
Gemüsepfanne mit Rindfleischstreifen 88, 136
Gemüsepizza mit Mozzarella und Sardellen 166
Gemüserührei mit Austernpilzen 112
Gemüse-Quark-Puffer 87, 162
Geschnetzelte Entenbrust mit Rosenkohl-Aprikosen-Sahne-Soße 89, 129
Glutenfreie Pizza mit Karotten und Hanftofu 89, 159
Grüner Salat mit Fenchel und gebratenen Austernpilzen 89, 102
Grünkohl-Gemüse-Pfanne mit Süßkartoffeln 88, 163

H
Hirseschnitten mit Petersilie 116
Hirsevollkornnudeln mit Fenchel und Artischockenherzen 88, 113

J
Jakobsmuschelreibekuchen 89, 121

Joghurtmüsli mit Apfel und Heidelbeeren 87, 90, 96

K

Kartoffel-Karotten-Suppe mit Hackbällchen 89, 157
Käsebrötchen mit Radieschen und Kresse 87, 90, 95
Käse-Rettich-Salat mit Walnüssen 147
Kirschquark mit Pistazientopping 88 f., 101
Klare Gemüsesuppe mit Wirsing 87, 154
Kleine Rindsrouladen mit geschmortem Kohlrabi 87, 135
Knusprige Tempehwürfel mit Pfannengemüse und Koriander 89, 115
Knusprige Tofuecken auf Karotten-Fenchel-Gemüse 88, 118
Kokos-Gemüse-Curry mit Hähnchen 87, 169
Kokosmüsli mit Banane und Pfirsich 87, 89, 96
Konjaknudeln mit Champignons und Thunfisch 88, 165
Konjaknudeln mit Hanftofu und Spinat 88, 114
Konjaknudeln mit Spinat-Sahne-Soße 87, 162
Kopfsalat mit Algenspaghetti und Fenchel 90, 138

L

Lammfilet mit orientalischem Bohnengemüse 89, 132
Lauwarmer Spargelsalat mit mariniertem Mozzarella 148

M

Marinierte Gemüserohkost mit Ziegenkäse 149
Meeresfrüchte mit Süßkartoffeln, Rübchen und Brokkoli 89, 122

P

Porridge mit Schafskefir und Beeren 88, 90, 100

Q

Quark-Käse-Brötchen mit Sprossen 88, 90, 99

R

Riesengarnelen mit Champignon-Käse-Reis 87, 123
Rindfleisch-Saté auf Kokos-Fenchelgemüse 171
Römersalat mit Austernpilzen und Mozzarella 89, 141
Rote-Bete-Gemüsesuppe mit Sauerrahm 90, 109

S

Sauerkraut-Bohnen-Pfanne 90, 111
Sauerkrauttopf mit Fisch und Gemüse 90, 125
Schmorpfanne vom Rind mit Gemüse 88, 134
Schweinefilet mit Orangenfenchel 90, 131
Selbst gemachte Pastinakenchips 47
Selbst gemachter Kokosjoghurt 62
Straußenbrustfleisch mit Wokgemüse 88, 126
Süßkartoffelkraut mit Rindersteak 137
Süßkartoffeln mit Jakobsmuscheln und Steinpilzen 164
Süßkartoffelpizza mit Mozzarella 89, 117
Süßkartoffel-Spargel-Pfanne mit Putenstreifen 87, 130
Süßsaure Reispfanne mit Gemüse und Hähnchen 90, 168

T

Thunfisch auf Romanasalat 87, 152
Thunfischaufstrich 88 f., 100
Tortillawraps mit Rotkohl und Hanftofu 90, 160

W

Wakamesalat mit Leinsamen 87, 103
Wintersalat mit knusprigen Pastinakenscheiben 90, 105
Würzige Kartoffel-Zwiebel-Suppe 88, 155
Würziger Avocado-Garnelen-Salat 150